韩斐教授治疗小儿抽动障碍

韩斐 著

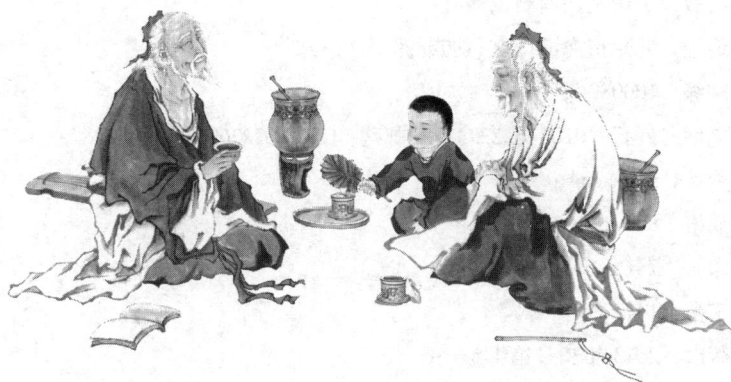

中国医药科技出版社

图书在版（CIP）编目

韩斐教授治疗小儿抽动障碍／韩斐著. —北京：中国医药科技出版社，2013.9

ISBN 978 - 7 - 5067 - 5849 - 9

Ⅰ.①韩… Ⅱ.①韩… Ⅲ.①小儿疾病 - 神经系统疾病 - 中西医结合疗法 Ⅳ.①R748.05

中国版本图书馆 CIP 数据核字（2012）第 290575 号

美术编辑 陈君杞

版式设计 郭小平

出版 中国医药科技出版社

地址 北京市海淀区文慧园北路甲 22 号

邮编 100082

电话 发行：010 - 62227427 邮购：010 - 62236938

网址 www.cmstp.com

规格 850 × 1168mm $^1/_{32}$

印张 7⅜

字数 147 千字

版次 2013 年 9 月第 1 版

印次 2023年8月第6次印刷

印刷 三河市百盛印装有限公司

经销 全国各地新华书店

书号 ISBN 978 - 7 - 5067 - 5849 - 9

定价 20.00 元

本社图书如存在印装质量问题请与本社联系调换

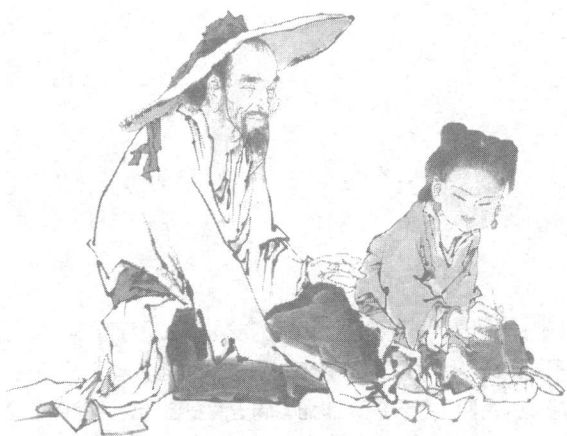

作者简介

　　韩斐，1985 年大学本科毕业，获学士学位；1992 年研究生毕业，获硕士学位。现为中国中医科学院广安门医院儿科主任，主任医师，硕士研究生导师。自大学本科毕业以来一直从事中医儿科临床工作，28 年来不仅对儿科常见病、多发病的中医治疗积累了一定的经验，并在近年来出现的儿童心理行为疾病的中医治疗方面亦取得较好的疗效，赢得了广大患儿及家长的信任及好评，被广泛推荐介绍，每天有全国各地甚至国外的患者前来就诊。

前言 *preface*

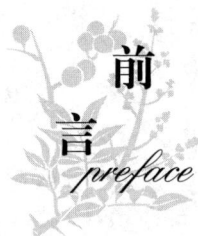

　　抽动障碍的病因病理仍不清楚，但近年来的发病率却逐渐升高，中医古籍中没有相关资料记载，因此对本病的中医治疗缺乏前人经验的指导，临床上笔者根据患儿的各种病症表现、详细的病史演变过程，结合中医基础理论，反复揣摩辨证，谨慎尝试用药，不断改进提高诊疗思路，逐步取得了确切疗效。前来就诊的患者不断增多，这就有机会接触到大量的、各种类型的抽动障碍患者，使笔者对本病的认识逐渐深入，不仅对身体各部位的抽动症状了如指掌，而且对抽动动作出现之前患者的各种体质情况、重度抽动障碍合并其他精神心理疾患的各种表现，以及给予充分的中药治疗后病情的各种转归及预后等均有全面、深入的了解。同时，对于本病的理论基础及临床经验的不断积累、凝练、升华，使笔者形成了治疗抽动障碍独特的理论、思路及方法，疗效确切，得到广大患儿及家长的认可。

　　在此笔者将在临床上治疗抽动障碍的思路系统总结，逐一呈献给广大读者，以期同业内同行共同探讨抽动障碍的中医治疗，使本病的研究得以不断深入。我们目前对抽动障碍的认识只是初步的，随着对本病研究的逐步开展，今后会有更进一步的认识完全揭开其病因病机，使本病得到真正的认识和治疗，让今天的某些认识得到发展和完善。

　　本书在编写的过程中得到中国中医科学院广安门医院儿科全体医生的共同参与，是大家共同努力的结晶，在此深表感谢！对给予本书编写支持的同志表示感谢！

韩　斐

2012 年 4 月

目 录 *contents*

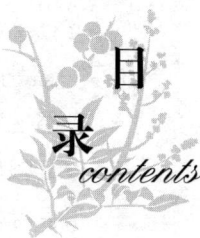

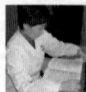

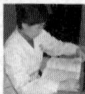

第一章

抽动障碍的西医学认识与研究进展

第一节 概 述

抽动障碍（tic disorders）包括短暂性、慢性运动或发声、多种运动与发声联合抽动障碍，是一种儿童和青少年时期发病、具有明显遗传倾向的神经精神性疾病，是一组原因未明的运动障碍。主要表现为不自主的、反复的、快速的、无目的的一个或多个部位肌肉运动性抽动或发声性抽动，并可伴发其他心理行为方面的症状。

有关抽动症状的描述和命名已有100多年的历史，最早在1825年由 Itard 提出，1830年 Bell、1852年 Hall 分别描述报道其病例特征，法国神经学家 Tourette 于1885年系统描述了9例较严重的病例，故本病有 Tourette's syndrome（抽动－秽语综合征）之称。1963年由林庆首次在国内报道该病后，陆续有病例报道。1970年我国首次在国际上报道该病病例，由此开始了我国对抽动障碍的探讨和研究。

近几年来抽动障碍发病有明显上升的趋势，有统计认为其儿童发病率可达6%～12%。虽然本病不在危急重症之列，但其病情反复迁延难愈，临床症状纷繁复杂，并容易伴发多种共存病症，包括学习困难、注意缺陷、多动障碍、强迫症、抑郁症、焦虑症等，甚至更严重的心理疾患，极大地影响着儿童的心理健康和生长发育，并且患儿在以后的家庭、社会多重压力

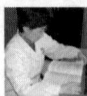

下可能会出现非常严重的后果，因此对本病治疗的深入研究尤显重要。虽然至今其病因病理尚未明确，但对本病的研究始终在不断的进行，大量的研究已经摸索到一些线索，后文将对目前的研究状况进行简要概括。

第二节　病因与发病机制

抽动障碍的病因和发病机制尚未完全明确，可能与遗传因素、中枢神经递质失衡、神经生化改变、心理因素及环境因素等诸多方面有关，可能是多种因素在发育过程中相互作用所引起的综合征。参考国内外研究文献，并结合临床实践体会，笔者认为抽动障碍的发病原因与发病机制可能与以下因素相关。

一、遗传因素

抽动障碍是一种儿童时期起病，具有明显遗传倾向的神经精神性疾病。研究人员已从家系调查、双生子研究、分离分析、连锁分析、基因组印迹及候选基因等诸多方面，对本病的遗传学问题进行了较多的研究工作，但迄今有关本病的致病基因尚无明确结论。

目前大量家系调查表明，抽动障碍患者的亲属表现有抽动障碍的病史，则家族成员中抽动障碍的发生率约为 40% ~ 50%，这提供了抽动障碍与遗传因素有关的证据。Guggenheim 于 1979 年对一个大家系的遗传调查发现，43 名家庭成员中有 17 名患有多发性抽动症。1986 年 Kurlan 等对另一个家系中 69 名成员进行访问，结果确诊或疑诊多发性抽动症分别为 10 名和 15 名，确诊或疑诊慢性抽动障碍分别为 3 名和 1 名。国内杨任民等 1984 年报道同一家族中同胞兄妹二人和其父均患有多发性抽动症；宋佃梅等于 1999 年报道同胞兄弟同患此病，表明该病有家族倾向。

抽动障碍的遗传易感性还可从双生子的研究中反映出来。对双胎之一患有多发性抽动症的 16 对单卵双生子的研究发现，多发性抽动症的一致性（一对孪生个体出现某一相同遗传性状）是 56%。当任何抽动障碍表现都被包括时，一致性高达 94%。Price 等于 1985 年进行了一个大的多发性抽动症双生子研究，包括 43 对相同性别的双生子，其中至少双胎之一患有多发性抽动症，结果表明多发性抽动症的一致性在单卵双胎是 53%，而在双卵双胎是 8%。当诊断标准扩大到双卵双胎中任何抽动障碍表现时，一致性在单卵双胎升高到 77%，而在双卵双胎仅升高到 23%。单卵双生子多发性抽动症的一致性显著高于双卵双生子，表明多发性抽动症主要由遗传因素决定。

双生子研究还表明，尽管遗传因素在多发性抽动症的发病中起着重要作用，但非遗传因素对于多发性抽动症的发病也发挥一定的作用，出生前和出生后不良环境因素可以影响多发性抽动症的表达。Price 等于 1985 年的研究亦表明非遗传因素在多发性抽动症的发病中也起到一定作用。Leckman 等于 1986 年提出一个全新的观点，认为多发性抽动症是在脑发育的关键时期（2～15 岁）由遗传的易感性和环境因素共同作用的结果。

二、中枢神经递质失衡

目前临床上治疗抽动障碍的主要药物为多巴胺受体拮抗剂，常能较好地控制抽动症状。根据临床及实验研究发现抽动障碍患儿存在着中枢神经递质失衡。多种中枢神经递质的异常

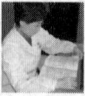

在本病的发病过程中起着重要作用，其中主要是与多巴胺、5-羟色胺和去甲肾上腺素等单胺类递质异常有关。

脑内多巴胺的前体物质是来源于食物中的酪氨酸，在限速酶酪氨酸羟化酶的作用下生成左旋多巴胺，后者又在多巴脱羧酶的作用下生成多巴胺，多巴胺在脑内主要在单胺氧化酶的作用下降解成高香草酸排除体外。至于脑内多巴胺神经元及其纤维的分布，一般临床认为在大脑皮质下的基底节，包括尾状核、壳核、苍白球、丘脑底核和黑质。主要有以下3条神经通路。

（1）黑质纹状体多巴胺通路 黑质中的多巴胺能神经发出轴突经过内侧前脑束至新纹状体。此通路比较古老，系锥体外系的一个重要部分，是调节一切行为反应的基本结构，涉及运动功能的调节，黑质纹状体多巴胺能神经元组成脑内多巴胺能神经元的最大部分。

（2）新边缘系统多巴胺通路 起源于大脑脚腹侧背盖区的多巴胺能神经元，向纹状体腹侧投射，并有部分多巴胺能神经发出纤维到达杏仁核、侧隔区、梨状皮层、内嗅区和额叶皮层。此通路与人类精神活动有关。

（3）结节漏斗多巴胺通路 胞体主要在下丘脑弓状核内，发出短轴突至正隆起外带，所释放的多巴胺通过垂体门系统影响垂体前叶的分泌功能。

在多种中枢神经递质中最早发现多巴胺与抽动障碍的发病有一定的关系，倾向于认为本病存在基底节纹状体的神经突触多巴胺活动过度及多巴胺受体的超敏感。我们在临床上也观察到当患儿服用选择阻滞中枢多巴胺 D_2 受体的药物（如氟哌啶醇、泰必利等）能够使症状减轻，支持本病的神经病理生理的本质是多巴胺功能改变，但此等改变是原发性还是继发于其他神经递质的缺陷，目前尚不明确。多巴胺神经主要集中在中脑和基底节，其中黑质、纹状体多巴胺的密度约占脑内多巴胺的8%，位于黑质致密层多巴胺神经元接受纹状体的投射纤维，终止于纹状体背侧神经元；源于脚间核上中线的多巴胺神经元终止于中脑边缘通路。黑质-纹状体通路是调节一切行为反应的基本结构，中脑-中脑边缘的多巴胺通路平衡失调致边缘系统抑制障碍被认为是抽动障碍的神经生化基础。

脑内去甲肾上腺素合成的前体物质与多巴胺一样，亦与酪氨酸有关，以同样的过程生成多巴胺。中枢去甲肾上腺素的神经通路是这样的：去甲肾上腺素的轴索起源于脑桥和延髓网状结构，包括蓝斑、腹侧背盖、孤束核等处的细胞，这些细胞发出的上行纤维主要终止于下丘脑。去甲肾上腺素的下行纤维投向脊髓的背角和前角，可能构成下行激活系统的一部分。

5-羟色胺的前体构质是色氨酸，脑内5-羟色胺由通过血脑屏障主动转运至脑的色氨酸形成。脑内5-羟色胺能神经元的细胞体主要集中于脑干的中缝核，5-羟色胺能纤维从中缝核投射到纹状体、黑质及皮层。在体温中枢和某些控制内分泌的中枢5-羟色胺分别起具体的调解作用，而对于脑的高级部位和神经活动方面起着普遍的抑制和稳定作用。有研究指出抽动障碍患儿血浆色氨酸水平明显降低，推测与5-羟色胺代谢的酶合成过多或诱导性过高有关。抽动障碍患儿脑内由于5-羟色胺受体超敏的反馈抑制作用及5-羟色胺神经元的脱失，脑脊液中5-羟色胺的主要代谢产物5-羟吲哚乙酸也可显著降低，应用5-羟色胺的前体L-5羟色胺酸可使抽动症状减轻。

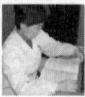

此外，γ-氨基丁酸是脑内主要的抑制性神经递质，在中枢的含量非常高，但中枢各部位的浓度相差较大，在黑质含量最高，其次为苍白球、下丘脑、四叠体、纹状体和舌下神经核。γ-氨基丁酸能细胞存在于大脑皮层及基底节各区，属于中枢抑制性神经元。脑内存在着两条γ-氨基丁酸神经元通路，即苍白球-黑质γ-氨基丁酸能通路和小脑-前庭外侧核γ-氨基丁酸能通路，有研究推测由于γ-氨基丁酸的抑制功能降低，可引起皮层谷氨酸能兴奋性增加，这可能是导致抽动障碍发病的因素之一。

乙酰胆碱与抽动障碍也有关，基底神经节前脑胆碱能通路是最重要的中枢乙酰胆碱通路，这一系统的胆碱能神经元发出广泛的神经纤维，向大脑皮层、海马、嗅球、杏仁核以及脑干的缰核和脑间核投射。乙酰胆碱对中枢神经系统似有兴奋、抑制双重作用，但以兴奋作用为主。有学者认为抽动障碍也存在着兴奋和抑制两大系统的平衡失调，即中枢神经系统内多巴胺能系统活性增强，而胆碱能系统活性降低。

三、神经生化方面的改变

近年研究表明，抽动障碍与阿片肽、催乳素、性激素、环磷腺苷、Na^+-K^+-ATP酶等神经生化的改变有关。其中与多巴胺神经元有相互作用的阿片肽集中在基底神经节内，阿片肽对于运动控制可能有重要影响，在抽动障碍的病理生理中发挥着重要作用。阿片肽与中枢神经系统的多巴胺、5-羟色胺及脑内氨酪酸存在密切关系，抽动障碍患儿存在内源性阿片肽功能低下，可导致抽动障碍的发生。

下丘脑是调节催乳素分泌的中枢，存在着催乳素释放抑制因子和催乳素释放因子。近年来有研究提出抽动障碍与神经内分泌有关，其发病与催乳素有一定的关系。在抽动障碍患儿中或多或少地存在着中枢神经递质或其受体的异常，特别以多巴胺系统最重要，这可能影响到抽动障碍患儿催乳素的分泌调节。抽动障碍患儿在下丘脑垂体轴上存在多巴胺能超敏感产生因子，纹状体多巴胺受体超敏感，可能通过多巴胺能超敏感产生因子功能释放的改变而介导多巴胺受体阻滞剂，能够减轻大多数抽动障碍症的抽动症状。催乳素是一种垂体激素，其释放和抑制特性符合多巴胺超敏感产生因子的标准。抽动障碍患儿可能存在催乳素分泌异常。

性激素与神经通路的突触关系不仅与中枢神经系统的发育有关，而且与发育期成熟后的中枢神经系统功能有关。人类那些具有基本生殖功能的脑区可能位于基底神经节和边缘系统，这些脑区的发育是在性激素的控制之下，其发育异常可能与抽动障碍的发病有关。抽动障碍患儿的某些含性内容的不自主抽动，如触摸、秽语和猥亵行为等，可能是生殖行为的不恰当表现，是过去被压抑的性和攻击性冲动以一种伪装的形式表达出来，即用肌肉活动来表达对情欲的幼稚希望。

环磷腺苷对中枢神经活动起着重要调节作用，其异常可能导致抽动障碍患儿神经递质的改变。$Na^+ - K^+ - ATP$ 酶在机体代谢中起重要作用，与神经、肌肉兴奋性和传导性密切相关，$Na^+ - K^+ - ATP$ 酶活性改变，可能是抽动障碍的发病机制之一。

四、免疫病理因素

近年来有研究报道抽动障碍的发病与感染后自身免疫病理

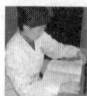

损害有关，其中 A 组 β 溶血性链球菌（GABHS）感染被认为是一种触发因素。在 1978 年 Kando 等学者就曾报道过 3 例链球菌感染后出现的抽动障碍。1989 年 Kiessling 等在 Rhode 岛发现一次地区性 GABHS 感染暴发流行后抽动病例突然增多。Matarazzo 报道了 2 例男孩在链球菌咽炎后急性发病的抽动障碍，这些病例均提示 GABHS 感染与抽动障碍起病或原有症状加重存在某种联系。Swedo 等 1997 年提出 GABHS 感染后形成的免疫复合物可以进入大脑并与基底节结合，出现临床症状，1988 年其对 50 例抽动障碍患儿调查发现，在 144 例次症状加重中有 45 例次已证实与链球菌感染有关，60 例次以咽峡炎或上呼吸道感染为先导，6 次有确切的链球菌接触史，遂于 1998 年首次定义为"与链球菌感染有关的小儿自身免疫性神经精神障碍"（PANDAS）。Church 等在一项验证 PANDAS 学说的研究中发现，血清抗链球菌溶血素"O"滴度升高及抗基底节神经元抗体阳性，在抽动障碍患儿及成人中所占比例明显高于患其他神经系统疾病组及健康对照组，进一步证实了 GABHS 感染和基底神经自身免疫在此病中的重要作用。Morshed 等对包括抽动障碍组、舞蹈病组、自身免疫病组、正常对照组 4 组样本共 227 例进行临床抗神经元抗体、抗核抗体、抗细胞骨架抗体、链球菌抗原的一系列测定，结果发现抽动障碍组抗神经元抗体和抗核抗体显著增高。季卫东等研究报道儿童抽动障碍的程度与抗链球菌溶血素"O"的滴定度有关；究其机制可能是 GABHS 感染后体内产生抗体，并与神经细胞有交叉反应，从而引起抗神经元抗体介导的运动和行为异常，或者通过抗原抗体反应，由循环淋巴细胞产生免疫活性物质作用于中枢神经系统引起脑功能障碍。并且当机体再次接触 GABHS 或其他细菌或病毒时产生记忆反应，从而产生免疫病理损害，引起抽动症状重新出现或加重。链球菌感染相关的儿童自身免疫性神经精神障碍发病的免疫学机制，可能与神经元抗体介导的中枢神经功能紊乱有关。Leonard 等研究证实咽部 GABHS 感染与本病的发病及复发加重高度相关。同时有研究指出，抽动障碍患儿的抗核抗体水平与正常组比较有显著差异，也提示在部分抽动障碍的发生和发展过程中可能有自身免疫反应的存在，表现为产生高于正常儿童的自身抗体。另外，抽动障碍发病与巨细胞病毒感染、肺炎支原体感染、微小病毒 B19 感染等亦有一定的关系，感染可能介导了自身免疫功能紊乱，引起神经递质失调，从而导致抽动障碍发生。

五、精神因素

心理应激和偏离常态的家庭教育往往会诱导或加重抽动障碍发作。早期研究认为，抽动障碍是个人愿望被压抑和反抗心理的表现，有些患者遇到伤感的生活事件可突然出现抽动症状。惊吓、情绪激动、忧伤、观看惊险恐怖电视或刺激性强的动画片致精神过度紧张等，均可能与抽动障碍发病有关。近年来的调查发现抽动障碍与家教过严亦有关。在早期教育过程中，家长对孩子过于严厉和苛刻，对孩子的期望值过高，加上学校对学生的要求过严，使儿童生活或学习在紧张与恐怖的环境中，情绪得不到放松，心情难以愉悦，致使外界压力与患儿心理承受能力产生偏差而可能导致心态失衡而发病，这种偏离常态的管制式教育也可成为抽动障碍的致病因素之一。

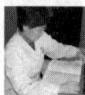

六、其他因素

（一）围产期异常

在母孕期间或分娩期间出现某些围产期异常因素，可能导致脑发育障碍，影响抽动障碍的严重性。就怀孕期母亲的身体状况而言，怀孕的前3个月是胎儿神经系统发育的关键时期，在这个时期如果母体出现先兆流产、情绪紧张、受到惊吓、极度悲伤、营养不良、为了保胎而活动较少等，都会影响到胎儿大脑的发育。在生产过程中，早产、过期产或难产等问题，可造成患儿窒息缺氧、大脑损伤等，也会影响到大脑的发育，所以围产期损害被认为是导致抽动障碍的重要危险因素。

（二）过敏因素

一些研究者认为抽动障碍患儿的症状与变态反应有关。Bruun于1984年检查300例多发性抽动症患者，虽然没有证据表明变态反应是本病的病因，但在临床上可观察到抽动障碍症状的恶化常与季节性变态反应、食物中摄入过敏原及使用治疗变态反应的药物有关。

（三）食物因素

某些食物的不合理摄取能够增加脑内神经递质的产生，推测这可能与抽动障碍的发病有一定的关系。色氨酸是5－羟色胺神经递质合成的前体，基于二者之间的关系，人们食用富含色氨酸的食物，将可能影响5－羟色胺的合成和释放，如果过多食用含大量色氨酸的精制食物，将影响到5－羟色胺的代谢，可能导致脑内神经递质的平衡失调，从而影响到抽动障碍的发病。

（四）药物因素

长期或大剂量地应用中枢兴奋剂（如盐酸哌甲酯片）、抗精神病药物（如氯氮平）、左旋多巴、卡马西平及氨茶碱等，均可能诱发抽动障碍症状加重。

（五）诱发因素

抽动障碍的诱发因素比较多，有的患儿由于某些部位的不适感，产生保护性或习惯性地动作而固定下来，如眨眼可因眼结膜炎或异物进入眼引起，挤眉蹙额可因戴帽过小或眼镜架不适合引起，摇头或扭脖可因衣领过紧等引起，嗓子不自主发声可因咽炎产生咽部不适引起。以上原因去除后，动作本身虽已失去合理性，可是由于在大脑皮层已形成了惰性兴奋灶，因而可以反复出现抽动动作。此外，长期焦虑不安、精神紧张、精神创伤、情绪波动、受惊吓、不良家庭环境、学习负担过重等心理应激因素及模仿别人的类似动作，也可诱发本病。

第三节　病理学基础

抽动障碍的神经病理改变尚不清楚，由于基底神经节与不自主运动疾患有关，亨廷顿病和脑炎后帕金森病等基底神经节疾患也可有抽动症状发生，因此多数学者都把基底神经节作为抽动障碍的病理部位研究。主要的病理部位可能是纹状体多巴胺能神经元的靶细胞膜受体。Balthaser 于 1957 年对 1 例死亡的多发性抽动症患者进行尸体解剖，发现纹状体中含多巴胺丰富的细胞器中有一种异常的小纹状体细胞类型，这种异常的细胞可能是损害的后果，也可能是多发性抽动症的病理学基础。Haber 等于 1986 年对 1 例多发性抽动症患者进行尸体解剖，行细致的神经病理学检查，发现在苍白球腹侧显示强啡肽样阳性纤维极少。因此，多发性抽动症患儿脑内一个明显的病理变化

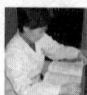

是投射到苍白球的纹状体纤维内强啡肽减少，可能在导水管周围灰质和中脑被盖也有病理改变，可能累及边缘前脑结构和杏仁样复合体。

通常认为基底神经节、额叶皮层、肢体运动中枢是抽动障碍的主要病变部位。抽动障碍与基底神经节病变或与之相连的神经通路异常有关，大脑其他部位的损害影响到基底神经节功能也可引起抽动障碍，黑质－纹状体通路的胞突广泛分布于尾核、壳核、苍白球及丘脑和下丘脑，这些部位的病变也可引起抽动障碍。从解剖生理学角度看，躯体运动与锥体系及锥体外系有关，行为异常与脑边缘系统有关，推测主要集中于基底神经节及其与额叶皮层、扣带回、丘脑和中脑有关，表现为皮质－纹状体－丘脑环路的去抑制状态，同时伴随尾状核功能的过度活跃，导致不自主抽动与行为紊乱。

第四节 分 类

一、按临床特征和病程分类

（一）短暂性抽动障碍

可以仅有运动性抽动或发声性抽动，也可以二者兼有，病程在 1 年之内。

（二）慢性抽动障碍

只有 1 种或多种运动性抽动，或只有 1 种或多种发声性抽动，二者不兼有，病程在 1 年以上。

（三）多发性抽动障碍

包括运动性抽动、发声性抽动及伴随的心理行为症状。呈慢性病程，病情波动，时好时坏，有周期性缓解和复发。

二、按生理性和病理性分类

（一）生理性抽动障碍

如矫揉造作。

（二）病理性抽动障碍

1．原发性

（1）散发性

①短暂性运动性抽动或发声性抽动（病程少于1年）。

②慢性运动性抽动或发声性抽动（病程超过1年）。

③成年期起病（晚发的）抽动障碍。

④多发性抽动症。

（2）遗传性

①多发性抽动症。

②亨廷顿病。

③神经棘红细胞病。

④原发性肌紧张不全。

2．继发性

抽动障碍可继发于以下各种原因。

（1）感染性　如脑炎、风湿性舞蹈病、神经梅毒、克-雅病等。

（2）药物性　某些药物可诱发或加重抽动，如中枢兴奋剂、抗精神病药、抗抑郁药、抗组胺药、抗胆碱药、阿片制剂及抗癫痫药等。

（3）中毒性　如一氧化碳中毒。

（4）发育性　如见于染色体异常、先天性代谢缺陷、精

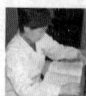

神发育迟滞等。

（5）其他　见于中风、精神分裂症、神经皮肤综合征、脑外伤等。

三、按病因分类

（一）原发性抽动障碍

包括小儿急性短暂性抽动、慢性运动性抽动障碍、多发性抽动症、成人起病的抽动障碍及老年抽动障碍等。

（二）继发性抽动障碍

1. 遗传性

包括染色体异常、亨廷顿病、肌张力障碍等。

2. 发育性

包括 Rett 综合征、静止性脑病（如缺氧等）、全面发育延迟等。

3. 变性

包括神经棘红细胞病、进行性核上性麻痹等。

4. 精神性

包括精神分裂症、强迫障碍等。

5. 中毒代谢性

包括一氧化碳中毒、低血糖等。

6. 药物性

包括精神抑制药、兴奋剂、抗惊厥药、左旋多巴等。

7. 感染性

包括风湿性舞蹈病、脑炎、脑炎后帕金森病等。

8. 习惯性

包括吸吮手指、擦眼睛、触摸耳朵、挖鼻孔等。

第五节　临床表现

抽动障碍多起病于 3～12 岁，7 岁左右症状最明显，男女发病之比约为（2～10）：1。

一、前驱症状

有些抽动障碍患儿有前驱症状，表现为某种感觉异常或难以形容的不适感。

（1）眨眼前的眼部烧灼感。

（2）需要通过伸展颈部或点头才缓解的颈部肌肉紧张或痛性痉挛。

（3）肢体紧缩感，伸展手臂或腿才能缓解。

（4）喷鼻前有阻塞感、清嗓音或发出呼噜声前的干燥感和咽喉痛。

（5）扭动肩膀前的瘙痒感。

（6）较罕见的是患儿对他人或他物的异常感觉障碍，需通过触摸或袭击别人而得到缓解。

二、主要症状

（一）单纯运动性抽动

突然的、短暂的、没有意义的运动。如眨眼、侧视、耸鼻、撅嘴、张嘴、做鬼脸、点头、耸肩、上肢的突然抖动、腹肌的抽动及踢腿等。

（二）复杂运动性抽动

稍慢一些的、持续时间稍长一些的、似有目的的动作行

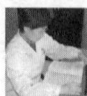

为，如咬唇、拍手、刺戳动作、冲动性地触摸人和物、打或闻自己或他人身体某部位、投掷动作、弯腰、后仰、旋转、跳跃、单脚跳、下蹲、顿足、模仿他人动作及淫秽的姿势等。

（三）单纯发声性抽动

突然的、无意义的发声，如吸鼻、清咽、咳嗽、尖叫、呕吐声及犬吠声等。

（四）复杂发声性抽动

突然的、无意义的发声。如无目的地重复词和短语、重复自己的词和句、重复他人的词或短语、秽语等。部分患儿抽动前有局部不适或紧迫感，惟有抽动方可缓解。所有形式的抽动都可能因应激、焦虑、厌烦、疲劳、兴奋、感冒发热而加重，都可因放松、全身心投入某事而减轻，睡眠时消失。

（五）发声与多种运动联合抽动

往往是复杂发声性抽动和复杂运动性抽动同时存在，症状频繁而严重，且交替出现。此外，还可伴有行为障碍，最常见的是强迫症和注意力缺陷。其次还常合并其他情绪和行为异常，表现为易怒、焦虑、抑郁、惊恐、袭击、性骚扰和反社会行为等。

第六节　诊　　断

抽动障碍的病因和发病机制迄今尚未明确，而各种检查包括脑电图（EEG）、诱发电位（EPs）、神经影像学检查（CT、MRI、SPECT、PET）、实验室检查和神经心理测验等，虽属客观指标，但这些检查仅在部分抽动障碍患儿中发现有非特异性异常，只能作为诊断的辅助依据，目前尚未找到一种特异性的诊断手段来诊断本病。因此诊断需要详细询问病史，认真做好体格检查（包括神经系统检查）和精神状况检查，直接会谈、观察抽动和一般行为表现，弄清症状的主次、范围及规律，以及发生的先后过程，方可作出诊断。

一、诊断要点

（1）发病年龄。

（2）临床表现的特征性，且有明显的共病性。

（3）一般无神经系统阳性体征。

（4）电生理及神经影像学检查排除脑部其他器质性疾病。

二、诊断标准

有关抽动障碍的所有诊断标准都是采用临床描述性诊断方法，比较公认的有以下几种诊断标准。目前国内外多数学者倾向于采用美国《精神疾病诊断统计手册》第四版（DSM－Ⅳ）中有关多发性抽动症的诊断标准作为本病的诊断标准。

（一）《中国精神疾病分类方案与诊断标准》第二版修订本诊断标准

1995 年《中国精神疾病分类方案与诊断标准》第二版修订本（CCMD－2－R）发表了有关多发性抽动症的诊断标准，如下。

（1）起病于 21 岁之前，大多数在 2～15 岁之间。

（2）主要表现为多种抽动动作和 1 种或多种不自主发声，两者出现于病程某些时候，但不一定同时出现。

（3）抽动症状 1 天反复出现多次，几乎天天如此，但在数周或数月内症状的强度有变化，并能受意志克制数分钟至数小时，病程至少持续 1 年，且在 1 年之中症状缓解不超过 2 个月以上。

（4）不自主抽动或发声，不能用其他疾病来解释。

（二）美国《精神疾病诊断统计手册》第四版诊断标准

1994 年美国《精神疾病诊断统计手册》第四版（DSM - Ⅳ）发表了有关多发性抽动症的诊断标准，如下。

（1）具有多种运动性抽动及 1 种或多种发声性抽动，有时不一定在同一时间出现。所指的抽动为突然的、快速的、反复性的、非节律性的、刻板的动作或发声。

（2）抽动每天发作多次，通常为一阵阵发作，病情持续或间断发作已超过 1 年，其无抽动的间歇期连续不超过 3 个月。

（3）上述症状引起明显的不安，显著地影响社交、就业和其他重要领域的活动。

（4）发病于 18 岁前。

（5）上述症状不是直接由某些药物（如兴奋剂）或内科疾病（如亨廷顿病或病毒感染后脑炎）引起。

（三）世界卫生组织《国际疾病分类》第十版诊断标准

1993 年世界卫生组织《国际疾病分类》第十版（ICD - 10）发表了有关多发性抽动症的诊断标准，如下。

（1）多种运动性抽动和 1 种或多种发声性抽动，两者同时出现于某些时候，但不一定必须同时存在。

（2）抽动 1 天发作多次，几乎天天如此。病程超过 1 年以上，且在 1 年之中症状缓解不超过 2 个月以上。

（3）18 岁以前发病。

第一章
抽动障碍的西医学认识与研究进展

第七节　鉴别诊断

　　抽动障碍的鉴别诊断涉及不自主抽动的一些疾病，其中主要是相关的基底神经节变性疾病。在临床上需要与下列疾病相鉴别。

一、风湿性舞蹈病

　　风湿性舞蹈病又称小舞蹈症、感染性舞蹈症，多发生在5～15岁儿童，女孩多于男孩。整年发病，起病多有精神异常。舞蹈样动作呈不自主、不规则的快速运动，四肢动作较多，以肢体远端为著，多涉及面部（似做鬼脸状），能够波及全身；可伴构音不全及咽下困难，但不会出现不自主发声或秽语。实验室检查方面，咽试子培养可得 A 组 β 溶血性链球菌，可见白细胞计数增加，红细胞沉降率增快，C 反应蛋白效价提高，类风湿因子阳性。对抗风湿治疗及激素治疗有明显疗效。

二、亨廷顿病

　　亨廷顿病又称慢性进行性舞蹈病，常表现进行性舞蹈样动作，主要累及躯干及肢体近端，并逐渐发生手足徐动、僵直及共济失调。还表现有进行性智力低下及因构音困难而口吃。颅脑 CT 检查因尾状核严重萎缩而显示脑室扩大，且侧脑室的形态呈特征性的蝴蝶状。

三、肝豆状核变性

　　肝豆状核变性又称威尔逊病，是由于铜代谢障碍所致的一

· 19 ·

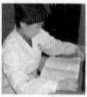

种常染色体隐性遗传病。神经症状的主要表现是锥体外系症状，可见手足舞蹈样动作，常见肌张力不全改变，易有情绪不稳、注意力不集中、思维缓慢、学习困难等。用裂隙灯检查角膜，可在角膜边缘部见到铜沉积形成的色素环，呈棕灰、棕绿或棕黄色，宽约 1～3mm，称为 K－F 环。实验室检查有肝功能损害，血清铜蓝蛋白减低，铜氧化酶活性降低，尿排铜增加等。

四、癫痫

肌阵挛性发作表现为某个肌肉或肌群突然快速有力的收缩，有时似触电状，躯体前屈或后仰，两上肢屈曲或伸直，站立时可摔倒，座位时可从椅中弹出。脑电图检查多出现棘波或尖波、棘慢波或尖慢复合波、高幅阵发性慢波等癫痫波形。抗癫痫药物治疗有效。

五、迟发性运动障碍

迟发性运动障碍主要表现为撅嘴、咀嚼、咂唇、伸舌或舌头在口腔内舔牙齿等不自主动作，也可表现为上肢像弹钢琴样的摆动舞弄、扭动躯体或晃动两腿。若停用抗精神病药物或试用普萘洛尔、氯硝西泮治疗症状可见好转。

六、神经棘红细胞病

神经棘红细胞病是一种罕见的遗传性疾病，主要临床表现是运动障碍，表现形式多种多样，凡是锥体系损害的症状几乎都可出现本病，但以口面部不自主运动、肢体舞蹈最常见，性格改变和精神症状也是本病的常见症状。实验室检查外周血中棘红细胞计数大于3%。

七、儿童多动综合征

儿童多动综合征又称注意缺陷多动障碍，主要表现为与年龄不相称的注意力易分散，注意广度缩小，不分场合的过度活动，情绪冲动并伴有认知障碍和学习困难，容易兴奋和冲动，做事常有始无终，难以遵守集体活动的秩序和纪律，动作笨拙，精细动作较差。

八、小儿精神病

小儿精神病以儿童精神分裂症为多见，其往往是受到精神刺激后发病，多有家族史。精神分裂症患儿的装相做鬼脸症状可表现为类似抽动样动作，可有刻板动作及模仿言语，常有性格改变，不与小朋友交往，变得孤独退缩等，这些表现与多发性抽动症有相似之处。但精神分裂症有感知障碍，各种形式的幻觉均可发生。

此外，还需与 Lesch – Nyhan 综合征、癔症性痉挛抽搐、急性运动障碍、苍白球黑质变性、手足徐动症、迟发性运动障碍、感染后脑炎、沙眼及咽炎等相鉴别。

第八节 常见行为问题

近年来已逐步认识到与抽动障碍相联系的一些行为问题，其轻重程度不等，表现形式多种多样。轻者只表现躁动不安、过度敏感、易激惹或行为退缩等；重者表现为强迫障碍（OCD）、注意缺陷多动障碍（ADHD）、学习困难（LD）、睡

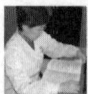

眠障碍（SD）、自伤行为（SIB）、情绪障碍（ED），以及品行障碍等。这些行为问题构成本病整体的一部分，是抽动障碍患者功能损害的来源，增加了本病的复杂性和严重性，给治疗和管理增添较多的困难。目前研究发现有时抽动障碍的抽动症状已好转和缓解，而伴随的行为问题却十分严重，并成为临床的主要矛盾。

儿童行为量表或调查表是评定行为障碍的测验工具，可以客观全面地了解患儿的行为问题。在众多的儿童行为量表中，Achenbach 儿童行为量表（CBCL）包含面较广，是用得较广泛的一种，主要用于筛查儿童的社会能力和行为问题。

一、强迫障碍

据调查研究结果表明抽动障碍患有强迫性障碍发病率为30%～70%。强迫障碍包括观念和行为的强迫，强迫观念与强迫行为是以反复出现地刻板的行为或观念为其特征，强迫观念有强迫怀疑、强迫回忆或强迫联想。强迫行为有强迫计数、强迫检查、强迫洗手或强迫仪式动作。抽动障碍伴发强迫障碍可表现为反复从事简单动作（如反复洗手和反复多次开门、关门等）、重复无目的的动作（如强迫触摸物体、对称性放置物品等）、检查仪式（如多次检查锁门、关窗户等）、清除身上或物体上污垢的仪式动作、频繁计数、重复写字等，强迫观念与强迫行为随病程延长而加重。

二、注意缺陷多动障碍

据临床资料来看抽动障碍合并注意缺陷多动障碍的发病率为25%～50%。主要表现为注意力不集中、多动、冲动行为，多动症状通常出现在抽动之前，约早 2~3 年，并且是重度抽动障碍患儿的常见症状。

三、学习困难

抽动障碍患儿学习困难的发生率为 25%~50%，学习困难是指儿童在适当的学习机会时，学业一方面或几方面的成就严重低于智力潜能的期望水平，抽动障碍患儿的学习困难部分是抽动本身的影响，如不能控制的抽动和发音，影响注意力集中，严重肢体抽动使患儿的眼睛很难盯在书本上，老师和同学的鄙视和嘲笑会使患儿产生厌学情绪等，也是不同程度学习困难的原因。强迫障碍干扰抽动障碍患儿的注意力也可造成学习困难。但学习困难的主要原因是抽动障碍患儿伴有多动症即注意力缺陷障碍，抽动障碍患儿的学习困难是可逆的，随着病情的好转学习成绩也会随之提高。

四、睡眠障碍

抽动障碍患儿睡眠障碍的发生率占 12%~44%，睡眠障碍包括入睡困难、睡眠不安、多梦、梦语、夜惊、梦魇、梦游、遗尿、磨牙及快速眼动相睡眠时间减少。睡眠障碍多发生在抽动障碍伴多动症行为的男孩子，年龄较小者多见，有随着年龄增长而消失的倾向。

五、易怒及行凶现象

在抽动障碍家族中有明显性格特征即为性情急躁，有破坏财物及行凶现象，经研究发现这与抽动障碍的严重程度有关。

目前将易怒及行凶问题划分为 4 级。

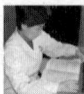

0级：无易怒及行凶现象。

Ⅰ级：表现为易怒、大喊大叫、打翻东西等，但未涉及破坏财物及袭击他人的行为。

Ⅱ级：患者往往以破坏财物、杀死动物、伤害他人等行为发泄其愤怒。

Ⅲ级：因易怒与行凶而致法律问题。

目前认为抽动障碍患者易怒及行凶的原因有2个。

（1）外因　由于其不自主的怪异动作遭到他人讥笑或嘲讽，使患儿本身对躯体失去控制。

（2）内因　患者中枢神经系统的高多巴胺可使患者在无外界刺激下也表现易怒与性情暴躁。动物实验显示，高多巴胺能促进剂不仅可诱发抽搐，而且会增强其好斗性与挑衅行为。

六、自伤行为

少部分抽动障碍患者出现无法克制的、严重的、反复的自伤行为，发生率为17%～53%。自伤行为多种多样，表现为患儿自己咬伤自己或自己打自己、用头撞坚硬的物体、挖破皮肤、放手指在火炉上和接触热的物体等，严重者导致永久性自残损害。自伤行为与抽动障碍的严重程度呈正相关，自伤行为多发生于重症抽动障碍患儿。

七、情绪障碍

经研究发现部分抽动障碍患儿表现有情绪障碍，即常伴有抑郁、焦虑情绪。

八、猥亵行为

抽动障碍伴猥亵行为比其他相关行为少，大约6%的抽动障碍患儿有此行为。猥亵行为往往与秽语并存，有些患者常以淫猥的手势或其他姿势代替污秽词句来表现鄙陋行为，此行为常发生在家庭中，患者直接对自己的亲人或其他家庭成员进行猥亵活动。

九、其他行为问题

少部分抽动障碍患者表现有裸露癖，男性约占16%，女性约占6%。

国外把裸露癖分为如下4级。

0级：指无裸露现象。

Ⅰ级：指抚摸性器官。

Ⅱ级：指在家中限于家庭成员面前裸露。

Ⅲ级：指在公众前亦有裸露欲及裸露行为。

抽动障碍患儿中这些情况均可出现。

第九节　临床常见伴发疾病

一、伴拔毛癖

拔毛癖被归为冲动控制障碍之列，是指不能克制地拔除自己毛发行为，导致毛发明显脱失。抽动障碍患儿偶有拔毛癖。有专家认为拔毛癖与抽动障碍可能是一种疾病，拔毛是抽动障碍的一个特殊临床表现。

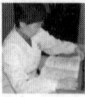

二、伴癫痫

抽动障碍患者可以伴有癫痫发作，二者之间的关系尚不明确，有专家认为二者可能有共同的神经生理解剖基础。抽动障碍患儿不自主的抽动，主要在清醒时发生，而常在睡眠中消失，若患儿在睡眠中有肢体或面部小抽搐，甚至全身性抽搐，应做常规脑电图检查。如描记出与临床发作同步的痫性放电可确定诊断，治疗抽动障碍的同时，应再给予抗癫痫药物。

三、伴精神分裂症

在研究中发现抽动障碍的病程中可出现精神异常（如被洞察感、被害妄想及关系妄想）和形体障碍等，表明抽动障碍患儿伴有精神分裂症。其发病机制尚不明确，精神分裂症及其思维障碍的基础可能与多巴胺功能亢进有关。

四、伴偏头痛

抽动障碍患者可伴偏头痛，偏头痛在抽动障碍儿童的发生率约占 26.6%，明显高于一般儿童偏头痛的发生率（4% ~ 7.4%）。目前研究认为伴偏头痛的抽动障碍可能代表此病的一个亚型。主要发病原因是以 5 - 羟色胺代谢功能障碍有关的神经递质紊乱为基础。

五、伴疼痛

抽动障碍的特点是多组肌群不自主抽动，躯干部肌肉包括胸部及腹部的肌肉等，由于肌群不停的收缩、放松频繁运动，用意识难以控制，此时肌群已疲劳也不停止抽动，会产生大量乳酸，不能及时消散、分解，刺激肌内神经而感到酸痛。同样原理其他部位肌群的抽动也可引起相应的肌群酸痛，如胸痛、颈痛、上下肢痛等。轻症不用特殊处理，重者可让患儿平卧，深吸气放松，家长或医生轻轻按摩痛处即可。

第十节 治 疗

一、药物治疗

对于影响到日常生活、学习或社交活动的重症抽动障碍患儿，单纯心理行为治疗效果不佳时，需要加用药物治疗。抽动障碍是一种复杂的慢性现代病，因其病因及发病机制尚未明确，故治疗用药的范围较广泛，包括多巴胺受体阻滞剂、选择性单胺能拮抗剂、α受体激动剂及其他药物等。抽动障碍的药物治疗要有一定的疗程，适宜的剂量，不宜过早更换药物。当使用单一药物仅能使抽动障碍部分症状改善时，或有复杂的伴随症状，可考虑联合用药。

（一）多巴胺受体阻滞剂

1. 阿立哌唑

阿立哌唑对抽动症状的治疗效果最好，目前是治疗抽动障碍的首选药物。2002年阿立哌唑由美国食品药品管理局批准上市，其药理作用独特，为5-羟色胺、多巴胺系统稳定剂；在前额皮质多巴胺不足时，它作为激动剂起作用，能改善郁闷、认知和抑郁等阴性症状；当边缘系统多巴胺亢进时，作为拮抗剂起作用，能改善阳性症状，其临床疗效肯定。阿立哌唑克服了其他常用非典型抗精神病药使体重增加、催乳素增加等

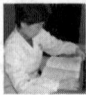

较为明显地使患者依从性降低的不良反应。有资料显示：当黑质－纹状体通路和结节－漏斗通路多巴胺能正常时，阿立哌唑几乎无作用，锥体外系反应轻，较少出现高催乳素血症。还有资料显示：阿立哌唑在体重增加、血脂代谢紊乱、糖尿病、Q－Tc间期延长及体位性低血压等抗精神病药的不良反应均较非典型抗精神病药发生率低或与发生率低者相当。目前推荐剂量为5mg/d，可使用的最大日剂量为30mg。

2. 氟哌啶醇

氟哌啶醇对抽动症状的治疗效果较好，其有效率达70%～80%，日剂量1～12mg。一般可以从每次0.5mg、每日2次开始，以2～3日增加0.5mg的速度逐渐增加剂量，调整至症状控制、又无明显副作用为止。研究发现该药副作用大，约半数左右患者出现锥体外系反应、帕金森样反应及嗜睡、过度镇静、抑郁和厌学等不良情绪反应。另外，尚有肝功能损害的改变、粒细胞减少、斜颈等。使用氟哌啶醇同时加用等量盐酸苯海索可部分对抗氟哌啶醇的副作用。其他多巴胺受体阻滞剂如盐酸硫必利片、哌迷清、氟奋乃静、五氟利多等药物治疗抽动障碍也有临床报道，但其临床疗效欠佳。

（二）选择性单胺能拮抗剂

1. 利培酮

其商品名为维思通，初始剂量为0.25～0.5mg，每日分2次服用，每3～7日可增加0.25～0.5mg，最终用量为1～6mg/d。儿童使用该药尚需谨慎选择。常见不良反应为失眠、焦虑、易激惹、头痛和体重增加等；也可出现运动迟缓、肌张力增高、震颤、流涎、静坐不能和急性肌张力障碍等锥体外系副作用。

2. 其他药物

奥氮平、舍吲哚、齐拉西酮和喹硫平等，对控制抽动及其相关的行为问题（如 OCD）是有效的，且较少引起锥体外系副作用。

3. 中枢性 α 受体激动剂

（1）可乐定　可乐定是一种 α_2 受体阻滞剂，治疗效果比阿立哌唑、氟哌啶醇均差，起效慢，3～4 周产生效果，有效率为 20%～70%，它的特点是对抽动症状、注意力不集中、多动都有效，没有锥体外系副作用，国外甚至将其作为抽动障碍的首选药。有口服和皮肤贴片两种剂型。口服日剂量为 0.075～0.3mg，分 2～3 次口服，开始用药剂量小，逐渐增加剂量；使用可乐定皮肤贴片治疗抽动障碍起效慢，但使用依从性好，简单方便，副作用轻微，大剂量时可能出现低血压，故不可骤停用药。该药的副作用较少，有镇静、口干、一过性低血压、头昏等，也可出现心电节律异常，因此用药前后需检查血压和心电图。

（2）托吡酯（妥泰）　托吡酯是一种结构独特的新型抗癫痫药，该药在抽动障碍的治疗中，可能与通过抑制 γ - 氨基丁酸（GABG）氨基转移酶、调节中枢 GABA 系统等多种作用机制有关。妥泰单药或联合他药治疗可明显减轻抽动障碍患者的抽动症状，且无锥体外系反应。但临床发现其在认知方面可导致记忆困难、言语不流畅、找词困难、理解力变迟钝及注意力不集中，还可引起头晕、嗜睡、疲劳、遗尿及少汗等，提示对学龄儿童的学习功能有一定的影响。

4. 肌苷

肌苷也可通过血脑屏障快速进入中枢神经系统，于多巴胺

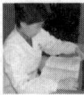

能轴突末梢部位起多巴胺受体拮抗作用，还具有镇静、抗惊厥作用，可作为治疗抽动障碍较为常用的辅助药物。

5. 三环类抗抑郁药

如去甲丙米嗪，可用于治疗抽动障碍伴有注意障碍、过度活动的病例；氯丙咪嗪治疗抽动障碍伴强迫症状有效，因其可以增加脑内 5 – 羟色胺的水平。

二、心理治疗

对抽动障碍除药物治疗外，还必须进行心理治疗，这是抽动障碍综合治疗的重要环节，是防止疾病的复发和减少合并症的主要手段。对于本病的治疗在开始时主要是支持指导及对患儿家庭、学校等有关人员的教育，药物治疗绝不可代替这些工作。其中对于具有良好社会适应能力的轻症抽动障碍患儿，只需要进行心理治疗即可，主要是予以心理调适，进行心理疏导。

（一）认知支持疗法

患儿常因挤眉弄眼等抽动症状而深感自卑，他们不愿出头露面，社交退缩，越紧张自卑症状越严重，症状越严重就越紧张自卑，患儿在这种恶性循环中感到痛苦而不能自拔。如果此时父母还唠叨、过分限制、没完没了地指责，犹如雪上加霜。所以，最好的办法就是打破恶性循环，通过在心理医生指导下父母与儿童一起分析病情，逐渐增强克服疾病的信心，消除自卑感。

事实证明这是促进疾病康复，避免儿童心理发展受到影响的有效方法。可见认知支持治疗的目的不是直接消除抽动症状，主要是支持和帮助患者消除心理困扰，减少焦虑、抑郁情绪，适应现实环境。认知支持疗法往往需要医生、家庭和学校三方面充分合作，才能取得较好的效果，其中主要是对患儿及其家长进行心理支持和指导。

医务人员应帮助患儿及其家长正确认识本病，特别是要让家长知晓患儿所出现的症状是疾病本身的病态表现，而不是患儿调皮或有意所为。同时要将疾病的性质和可能的转归向家属进行解释，让家长了解到抽动障碍对患儿的精神活动和身体健康并无明显影响，也不会因为抽动而影响患儿的智力，更不会发展为精神病，以达到解除患儿家长一些不必要的思想顾虑。

家长对患儿既要关心又不能表现过于焦虑，不要带患儿反复求医就诊，不要过分注意与提醒患儿出现的抽动症状，更不要整天唠叨或责骂患儿所出现的这些异常动作，以免造成患儿的病情加重。要给患儿创造轻松愉快的环境，合理安排好患儿的日常生活，鼓励和引导患儿参加各种有兴趣的游戏和活动以转移其注意力，避免过度兴奋激动和紧张疲劳，减轻学习压力和负担。

对于学龄儿童要和学校老师、同学做好沟通工作，应向患儿的带教老师讲解有关的医学知识，使老师能够理解患儿所出现的一些异常动作是病态，而不是故意捣乱，并通过老师教育其他同学，不要取笑或歧视患儿。

（二）心理转移疗法

临床观察发现抽动障碍的症状在紧张着急时加重，放松时减轻，睡眠时可消失。因此，当儿童抽动症状发作时，不要强制其控制，最好采用转移法，如发现患儿抽动明显时，可让他帮你把报纸递过来或做些轻松的事情，这样可减轻由抽动带来的紧张、焦虑和自卑感，通过肢体的有目的活动而逐渐减轻和缓解抽动症状。

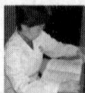

三、行为疗法

包括正性强化法、消极练习法、集结练习法、自我监督法、放松训练和习惯逆转训练等。对同一个患者可以联合使用2种或2种以上的方法。

（一）正性强化法

正性强化法是要求家长帮助患儿用意念去克制自己的抽动行为，只要患儿的抽动行为有一点减轻，就及时给予适当的表扬和鼓励，以强化患儿逐渐消除抽动症状。

（二）消极练习法

消极练习法是根据多次重复一个动作后可引起积累性抑制的理论，可令患者在指定的时间里（15～30分钟），有意识地重复做某一种抽动动作，随着时间进展，患者逐渐感到疲劳，抽动频率减少，症状减轻。

（三）集结练习法

集结练习法是故意让抽动动作进行一段时间，然后再休息一段时间，抽动动作的快速重复可导致"反应性的抑制"和抽动动作的减少。

（四）自我监督法

自我监督法是鼓励患者通过自我监督以达到减少或控制抽动症状，令患者每天在指定的时间内将自己的不自主运动详细记录下来，如抽动的次数、频率与环境有无关系等。通过一段时间的记录，可增强患者对抽动控制的意识，并努力去克服。此法适用于较大儿童或成人。

（五）放松训练

最常应用的放松训练方法是渐进性放松，它是教会患者如何以系统的方式去轮换地紧张、放松每一肌群。其核心是通过各种固定的训练程序，反复练习，以达到全身放松。让抽动障碍患者学会放松和调节呼吸，把紧张的肌肉松弛下来，可使抽动症状减轻，对改善焦虑情绪也有作用。

（六）习惯逆转训练

习惯逆转训练对减轻或缓解抽动症状是有效的，被认为是最有效的行为治疗方法之一。其主要特点是应用一种与抽动相反的或不一致的对抗反应，从而控制抽动，即利用对抗反应来阻止抽动。

四、其他疗法

还有免疫治疗、深部脑刺激和手术治疗等方法被尝试用于抽动障碍的治疗。目前虽然有手术治疗抽动障碍的有效性和安全性研究报道，但仍处于尝试性治疗阶段，对外科手术治疗必须严格掌握手术指征，仅对于一些药物治疗无效、难治性多发性抽动障碍患者可以考虑尝试使用外科手术治疗。

食物添加剂可促使抽动障碍儿童行为问题的发生，包括活动过度和学习困难，含咖啡因的饮料亦可加重抽动症状，因此抽动障碍患儿的食物应避免应用食物添加剂、色素、咖啡因和水杨酸等，还应避免过度兴奋、紧张、劳累、感冒发热等，以防止诱发或加重抽动障碍。

五、疗效评定标准

比较治疗前后症状的改善程度，可对抽动障碍的疗效进行评定，通常应用的抽动严重程度量表如 YGTSS、Hopkins 抽动量表、TS 严重程度量表、TS 综合量表等，能够对抽动障碍患

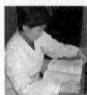

者治疗前后抽动严重程度进行客观的量化评定，用于其疗效评定。但目前尚无统一的抽动障碍疗效评定标准，关于抗抽动药的疗效评定标准是以用药后发作频率与用药前相比减少50%以上为治疗有效。临床常用的疗效评定标准有以下几种。

（一）以发作频率减少的程度作为观察指标

于抽动障碍患者治疗前后均在同一环境连续录像录音1小时，根据录像录音分别记录症状发作出现的次数，进行治疗前后的对比，这种评定的客观性比较强。也可以将患者治疗前后有关症状发作情况记录在相应的观察表上，然后计算治疗前后发作频率减少程度，这种评定方法的准确性比较差，可能还带有一定的主观性。

疗效评定标准如下。

①显效　发作次数减少75%以上。

②有效　发作次数减少50%～75%。

③无效　发作次数减少低于50%。

④恶化　发作次数增加。

（二）以进步率作为观察指标

将抽动障碍患儿治疗前后运动性或发声性抽动的发作频度予以评分，计算进步率后评定疗效。

1. 发作频度分级

0分：发作基本消失。

1分：1天内发作5～20次。

2分：平均每0.5～1小时内有1次抽动或发声。

3分：平均每15分钟有抽动或发声。

4分：平均每分钟有抽动或发声。

进步率＝［（治疗前分数－治疗后分数）/治疗前分数］

×100%。

其实，这也是用于了解治疗前后抽动症状发作频率减少的程度。

2. 疗效分级

显效：进步率在 50% 以上。

有效：进步率在 25%~49%。

效差：进步率在 25% 以下。

无效：无进步或有恶化。

（三）以症状改善程度作为观察指标

近年来应用较多的是采用抽动严重程度量表（如 YGTSS 等）来对抽动障碍患儿治疗前后的疗效进行评定，这种评定相对比较全面和客观。评定结果不仅可以反映治疗前后抽动发作频率减少的程度，而且还能够反映出抽动严重程度的减轻情况、对学习和生活及社交活动影响的改善情况，有部分量表还能够了解相关行为问题（如强迫症状）的改善情况。

以治疗前后量表评分的减分率作为疗效评定标准：

减分率＝［（治疗前量表评分－治疗后量表评分）/治疗前量表评分］×100%

具体疗效分级如下。

显效：减分率在 60% 以上。

好转：减分率在 30%~59%。

无效：减分率在 30% 以下。

此外，也可以 YGTSS 总分判断疗效标准：0 分且症状消失为痊愈，≤5 分为显著好转，≤10 分为好转，有效率为痊愈率＋显著好转率＋好转率。

第二章

抽动障碍的中医学认识与研究进展

第一节　中医命名渊源

抽动障碍，中医古代文献中无此病名，更没有对本病病因病机详细系统的论述。自 1990 年开始有中医学对本病研究的报道至今，中医治疗抽动障碍已有了非常确切的疗效，并以其无明显的毒副作用而为广大医生、患儿及家长所重视，目前基本被作为首选治疗方法。

20 多年来，中医对于抽动障碍的治疗多是基于该病的临床表现，以散在的中医经典片段描述为依据，仿照中医古籍中相类似的疾病，结合各位医生自己的临床经验，逐步开展对本病的研究。

如依据《素问·阴阳应象大论》中："风胜则动"、《素问·至真要大论》："诸风掉眩皆属于肝"等描述，将本病归诸于"风证"。

依据宋·钱乙《小儿药证直诀》中："凡病或新或久，皆引肝风，风动而上于头目，目属肝，肝风入于目，上下左右如风吹，不轻不重，儿不能任，故目连扎也"的描述将本病归诸于"劄目"、"肝风证"。

依据明·王肯堂《证治准绳·幼科·慢惊》中："水生肝木，木为风化，木克脾土，胃为脾之腑，故胃中有风，瘛疭渐生，其瘛疭症状，两肩微耸，两手下垂，时腹动摇不已，名曰慢惊"的描述将本病归诸于"慢惊"。

依据《张氏医通》:"瘛者,筋脉拘急也;疭者,筋脉弛纵也,俗谓之抽"及《温病条辨·痉病瘛病总论》:"痉者,强直之谓,后人所谓角弓反张,古人所谓痉也。瘛者,蠕动引缩之谓,后人所谓抽掣、搐搦,古人所谓瘛也"等描述将本病归诸于"痉病"、"瘛疭"。

依据《证治要诀·不寐》:"大抵惊悸、健忘、怔忡、失志、不寐,皆是痰涎扰心,以致心气不足",将本病归诸于"怔忡"。

依据《医述·王隐君论》:"痰之为物,随气升降,无处不到……为怔忡惊悸……小儿惊风抽搐,甚至无端弄鬼,似祟非祟,皆为痰候"、"痰生百病"、"怪病多痰"、"百病皆因痰作祟"等描述将本病归诸于"风痰证"。

此外,还有将本病归诸于"抽搐"、"筋惕肉𥆧"、"梅核气"、"脏躁"、"郁证"等范畴,其中以"肝风证"、"慢惊风"等命名得到多数人的认可。

虽然上述众多的中医疾病与抽动障碍的某些症状有相似之处,或与抽动障碍在某一阶段有相似之处,或依据上述理论在治疗抽动障碍的过程中可以取得一定的疗效,但上述疾病毕竟不是抽动障碍,其治疗原则、方法及用药亦不可能完全适用于抽动障碍治疗的各个阶段,在治疗过程中会逐步出现一些不能解决的问题。诸如不能在短期内很快地控制抽动症状、病情不断地反复,以及对复杂抽动症合并其他精神障碍时的治疗较为困难等情况,迫使我们认真反思仿照上述疾病的诊疗思路、用药治疗抽动障碍时存在的不足及抽动障碍与上述疾病的本质区别等问题,并不断拓宽思路,开展新的探索,使抽动障碍的

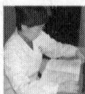

中医病因病机的认识轮廓逐渐清晰，基本上形成了中医学对抽动障碍从病因病机到理法方药的完整认识。

第二节　抽动障碍的影响因素

抽动障碍的病因目前仍不清楚。与西医学不同的是中医治疗疾病是按照辨证论治的方法，因此虽病因不清楚，但并不影响中医临床治疗本病的深入开展。同时，在临床治疗的过程中逐步发现了很多能够影响本病复发或导致加重的因素，不断充实了对本病病因的认识，非常值得重视。目前尚不能将这些因素称之为病因，在此我们姑且称为抽动障碍的影响因素。

一、精神因素——独生子女，课业沉重，情志不畅，精神压抑

当今社会的儿童大多为独生子女，课业负担沉重，家长望子成龙的心态给孩子带来了巨大的环境压力。许多医家认为本病与此相关。

原晓风、张新建、陈梁、刘以敏、马融、陈昭定等均认为抽动障碍与目前我国社会儿童多为独生子女，受到家长格外重视，家长一方面过度溺爱孩子，调护上重衣厚被，肥甘厚味，户外活动少，致患儿冲动任性，心理承受能力弱，抗挫折能力差；另一方面对孩子的期望值过高，孩子的学习压力太大、情绪不得宣泄。这两种矛盾致使患儿阴阳失衡，情志不舒，肝气郁结，日久化火动风而引起抽动。

杨廉德等还认为有的家庭教育不当，管教过严，或单亲家庭，或经常打骂训斥，使小儿长期所欲不遂，精神压抑，木失

条达，肝气郁滞，气郁化火，亦会加重病情。

宣桂琪认为本病与精神因素如惊吓、情感激动、忧伤、惊险电视、小说及刺激性强的动画片、过度电子游戏等有关，与家庭离异等亦有关。

二、先天因素——禀赋肺、脾、肾不足

根据小儿"肝常有余，脾常不足"、"阳常有余，阴常不足"的生理特点，李宝玲、鲍远程等认为本病除与情绪有关外，还与先天禀赋不足有关。如妊娠期间母体欠佳、难产、早产、剖腹产等导致小儿颅脑损伤或缺血缺氧，使肾阴虚不能涵木而致肝阳上亢，引起虚风内动，常见形体消瘦，多动不安，临床表现以眨眼频繁、摇头为主，常伴唇舌红赤、双眼干涩、盗汗、五心烦热。

原晓风、毛三宝等还认为小儿时期肺常不足，易感受外邪，外邪夹杂痰邪，循经上逆，痹阻咽喉可致本病。小儿时期具有脾常不足的生理特点，加之平素调护失宜，损伤脾胃，肝经有热亦可发病。

杨廉德认为禀赋不足和五志过极是小儿罹患多发性抽动症的主要病因，小儿脏腑阴阳稚弱，容易偏颇，若先天禀赋不足，肾精虚亏，水不涵木，则肝阳失潜，肝风内动；另一方面，如果长期所欲不遂，精神压抑，或学习负担过重，家庭管教过严等，均可使小儿木失条达，肝气郁滞，久之则气郁化火，肝阳亢盛，酿成风阳鼓动或痰火内扰之证；或亢极生风，渐耗真阴，变生肾精亏虚、虚风内动之证。

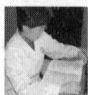

三、外感因素——感受六淫之邪

安效先论述抽动障碍的病因中第一条为外感六淫之邪侵犯人体，化热化火引动肝风。刘以敏亦认为小儿卫外不固，易感受外风而引动内风加重病情，所以本病易伤而难治，一旦形成，不仅难收速效，而且病情起伏不定。吴敏等认为感受外风是本病发生发展的关键，小儿肺脏娇嫩，最易受邪，每当感受外风后症状反复加重；土虚木旺，肝风内动是本病发生发展的基础。原晓风认为小儿时期肺常不足，易感受外邪，外邪夹杂痰邪，循经上逆，痹阻咽喉所致，故患儿多伴有搐鼻、喉中有声、鼻腔不利等症状。鲍远程、邹治文亦认为本病与外感六淫之邪相关。

四、饮食因素——过食肥甘辛炸

陈梁、杨廉德等认为饮食失节，恣食肥甘厚味，嗜食烤炸鸡翅、碳酸饮料、辛辣煎炸、袋装零食之品，亦可酿生痰热，扰动肝阳，进而成为小儿多发性抽动症的诱发病因之一。安效先论述抽动障碍病因的第二条即为饮食失调，湿热内生，酿痰化火，引动肝风。陈昭定、鲍远程等亦认为本病与饮食不节有关。

五、其他因素——沉溺电子游戏，胎产异常，颈椎损伤

1. 沉溺电子游戏

陈梁临床观察到此病患儿多见有易兴奋、易激动、多动任性等特点，小儿多有长时间看电视、玩电脑游戏、看动漫、玩

手机的习惯，接触的声光电子产品较多，加之学习负担，使小儿生活环境单一、户外活动不足，小儿过多想象接触的游戏、电视、动漫场景，模仿动漫细节，兴奋激动，久之情志调节失常，心理环境单一，造成不爱交流，易生气，脾气越来越坏，故而扰动心神，导致不自主抽动。

2. 胎产异常

陈昭定认为妊娠期间身体欠佳，难产、早产、剖腹产等所致小儿颅脑损伤或缺血缺氧，导致肾阴虚不能涵木而致肝阳上亢，引起虚风内动。宣桂琪认为抽动-秽语综合征与围产期因素如出生后窒息史、新生儿黄疸、剖腹产等有关。

3. 颈椎损伤

黄禾生认为此病亦与颈椎损伤有关。

小　　结

从上述总结中可以看出抽动障碍目前的病因病机虽不清楚，不论它是器质性或者是功能性的疾病，在治疗上不论其病机涉及多少个脏腑功能失调，目前得到共识的是情志失调为本病主要的诱发或（和）加重的因素。古代医家多认为小儿性情天真，真挚纯朴，无嗔痴贪妄之苦，发病之因较为单纯。但当代中国儿童大多是独生子女，平素娇生惯养，心理承受能力差；而且课业负担重、学习压力大、竞争激烈、长期情志不舒、精神压抑是常见状况，这些精神心理因素对抽动障碍的形成有巨大影响，并且很多医家把该因素放在影响本病的首位，足见精神心理因素在其发病中已处于首重的地位。

其次，目前医家也认识到外邪，尤其是外感风邪对抽动障

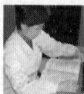

碍的发病有一定影响，小儿乃稚阴稚阳之体，脏腑娇嫩，形气未充，肌肤薄弱，腠理疏松，加之寒温不知自调，故易为外邪所伤。患儿每次外感可使本病症状反复，病情加重，很多医家把外感导致本病加重或复发的机制归诸于外风引动内风的病理机制。

此外，大部分抽动障碍是在儿童时期发病，因此先天禀赋及胎产因素必定是相关的因素，先天禀赋不足及各种胎产的异常是抽动障碍患儿的体质基础和内在因素。

第三节　抽动障碍的中医病机认识

目前各医家认为抽动障碍的中医病机主要是由于脏腑功能失调，肝、心、脾、肺、肾五脏功能的失调均可涉及，其中主要是肝，兼及其他四脏，或可涉及气血津液虚损、风痰湿瘀及外邪为患等等。

一、脏腑功能失调

（一）病变涉及一个脏腑功能失调

1. 肝脏功能失调

张锡元认为本病病位在肝，推崇王旭高"内风多从火出"的学术观点，认为抽搐症患儿多因饮食失衡或情志所伤，而化火动风，阳热内盛，阴液易伤。

胡天成认为本病与肝关系最为密切，肝风内动为本病的基本病理特点。肝藏血，主筋，体阴而用阳。肝血不足，阴不制阳，血不养筋，以致肝风内动，出现筋脉拘急、振颤等症状，故血虚生风为本病的主要病机。

2. 心脏功能失调

李少春认为现在独生子女占了儿童的主要比例，其任性、所求不遂，易于气郁化火，心火上炎，则口出秽语、喉发异声等，故应从心论治，予以清心安神。

3. 脾脏功能失调

方思远认为抽动障碍是由脾气虚弱，健运失职，痰浊内生，痰郁化热化风，风痰合邪，上犯清窍，流窜经络所致。

(二) 病变涉及两个脏腑功能失调

1. 肝脾功能失调

目前大多数人认为本病病机为肝风动摇，脾土虚弱，同时脾虚生痰，导致风痰为患。

裴学义认为肝体阴而用阳，主藏血，喜条达而主疏泄，肝失疏泄，气血两滞，郁而化火，火极生风，故见肢体抽动、摇头耸肩、瞬目、眨眼、心烦易急。脾主运化有赖于气机的条达，肝气横逆，脾失运化，化源失利，水湿不行，则痰浊内生，上逆于脑，蒙蔽清窍，则抽动伴口出秽语，怪声呼叫且不能自止。肝阳亢而阴血不足，心失所养，故患儿常心神不宁、注意力不集中、学习成绩下降。

王素梅等认为小儿脾常不足，又饮食不节，使脾运失健，痰湿内生；小儿肝常有余，情绪易有波动，家长若宠惯溺爱，或来自社会、学习、生活的压力大，则肝气不舒，气郁化火，肝风内动；且肝、脾两脏相互影响，脾虚易致肝旺，肝亢则克伐脾土导致脾虚。风痰相挟，流窜经络，扰及咽喉，以致出现上述各种症状。故本病病位在肝、脾，病因病机为风痰扰动。

马融认为小儿肝常有余，肝属木主风，风性善行而数变，肝亢风动而出现不能自制的抽动。肝血不足，血虚生风，筋脉

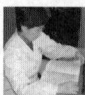

失养也可见肢体颤动、肌肉抽动。小儿脾常不足，若饮食不慎，损伤脾胃，或木旺克土，均可致脾运失健。脾不化湿致水湿内停，痰浊壅阻闭阻脉络，可致行为异常、注意力不集中。气血生化乏源，水谷精微不能温养四肢肌肉，则肌肉挛缩而颤，故见撅嘴、唇动、手颤等症。

王立华、解晓红等亦认为脾运失健，脾虚肝旺为病之本，脾虚痰湿内生，肝旺生风生热。脾之华在面，脾虚则患儿面黄少华，痰浊肝火扰动心神则见怪异语言，肝风内动致肢体多处抽动，喉肌抽动则有不自主发声，外风易引动内风，本病多见因感冒加重或诱发。

孟丽华等亦认为本病由肝脾失调，风痰为患。

2. 肝肾功能失调

李宝玲等认为小儿肝常有余，特别是目前我国多数为独生子女，家长过度溺爱，百般顺从，使儿童心理承受力低，加之患儿性格内向而倔强，遇有不遂则肝气郁结，肝郁日久可化火动风而引起抽动。先天禀赋不足，肾阴虚不能涵木而致肝阳上亢，引起虚风内动。

邹治文等认为无论外感六淫或内伤饮食，还是责罚训斥，皆可因受邪、精神刺激、情志抑郁而肝失疏泄，气机不畅，形成肝气郁结，郁而化火，导致肝木旺盛，肝木旺则阳亢，阳亢则阴不足，阴不足则筋脉失于濡养，而出现阳动不可自抑的抽动，所以本病最突出的症状是"抽动"。肝主筋，故其病位在肝。肝肾同源，肾阴不足，肝阴亦虚，阴虚则肝阳偏亢，若先天不足更易导致肝肾阴虚。

王红雨亦认为本病由肝肾阴虚，虚火亢盛，肝风内动而致。厥阴肝经循喉咙上入鼻咽，连目系，上出额与督脉会于巅，其支者，从目系下颊里，环唇内。肝风循经而上，故见眨眼、抽鼻、举眉、喉部发声，阴虚血少不能滋养肝经，故见面肌抽搐，肝为刚脏，性喜条达，情志所伤，肝失疏泄，故精神紧张时可加重。

朱先康等认为本病病机除涉及肾虚肝旺外，还有"怪病多为痰作祟"，患儿常有喉中痰声，或作咯痰状，此为"痰"之征。风盛则生痰，痰随风动，风由痰阻，以致风痰阻络，肢体抽动，故而本病的病机主要是肾虚肝旺，风痰阻络。

3. 心肝功能失调

心肝功能失调有虚实之分，虚证包括心血虚、肝阴虚，则心肝火旺，风火相煽。

高鸿、李安源皆认为本病与心、肝有关。若心血不足，则肝无所藏；肝血不足，则无以调节血液进入脉道；心血虚，心失所养，则见神情不安，夜寐多梦，或噩梦呓语；肝血不足，目失滋养，可见两目干涩、眨眼频作；肝主筋，血不养筋，则见面肌及四肢搐动，甚至头项摇摆、腹肌搐动。

胡建华、肖旭腾等认为本病当责之心肝与风痰为患。患儿的各种抽动症状是肝风内扰所致，诸多动作异常之表现，患儿不能自止，常有大声惊呼号叫，或有呓语，易兴奋，且多伴有精神不集中，眠差，乃为风痰上扰清窍、心血亏虚不足以养心安神而致心神不宁之症。

倪晓红则认为本病由肝经实热，致肝风心火交相煽动而致，以龙胆泻肝汤加减治疗。

李香玉等认为小儿多发性抽动症的病位主要在心肝，病程长者累及到脾肾，心肝火旺是该病发生的重要因素。

4. 肝胃功能失调

谢佑宁根据临床所诊治的患儿分析得出，本病患儿都为独

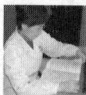

生子女，平时溺爱，娇生惯养，生活无规律，性格任性，饮食挑剔，肥甘厚味，刺激饮食多进，营养过剩。《幼科要略》曰："饮食不化，蕴蒸于里，亦从热化矣"，耗伤阴液，引动肝风，故见面部抽动，不时眨眼，弄舌，挤眉弄眼，烦躁坐立不安，上课注意力不集中，口干舌燥，大便干结难解等胃热肝风之象。

（三）病变涉及三个脏腑功能失调

1. 肝脾肾功能失调

鲍远程、徐荣谦等认为本病与肾、脾、肝功能失调及风痰有关，若小儿先天禀赋不足，肾精亏虚，髓海失充，脏气羸弱，形神虚怯，则易于感触诸疾。而肾精亏虚则筋失所养，肾阴不足，水不涵木则肝阳失潜，浮越上亢，阳亢风动。各种原因致脾失健运，水谷不化，聚湿成痰，痰浊内蕴，伏留体内，久酿生热，痰气互结，扰神闭窍。肝气过盛或郁结，肝失其疏泄之职，气机不畅，气滞血瘀，筋脉失养，或气郁日久，积而化火，火极生风，皆可致肝风内扰。

张新建认为肝肾阴虚，肝风内动，脾虚痰聚，痰浊阻窍为本病的病机，小儿具有"肝常有余，肾常虚"的生理特点，肾虚则肝木无制，阴虚则筋脉失养，易发生抽动。禀赋不足或病后失养，损伤脾胃，脾虚不运，水湿潴留，聚液成痰，痰与风邪相挟，易阻滞脏腑孔窍之经络。

2. 心肝肾功能失调

张骠等以抽动障碍的理论研究和临床实践为基础，结合小儿脏腑娇嫩，阴阳稚弱，神气未充和肾常虚、肝常有余、心常实的生理特点，提出肾虚肝亢、风痰内扰为本病的基本病机，认为其病位主要在心、肝、肾，肝风及痰火为主要的致病因素。

（四）病变涉及四个脏腑功能失调

1. 肝肾心脾功能失调

苗晋认为本病病变部位在心、脾、肝、肾，尤以肝为主导，心藏神，为智慧之源，心神得养则思维敏捷，反应灵敏，痰火扰心，心神不宁则呼叫不安，好动秽语。脾藏意，在志为思，脾虚则易生湿聚痰，痰湿中阻，脾弱肝强，亦易产生抽动秽语。

倪蔼然认为本病病位在肝，常涉及肾、心、脾，其基本病机为肝肾阴虚，常发展成相火妄动、肝阳上亢、肝风内动、心神失养、痰火扰心、痰浊内阻等，又常因外感六淫和情志失调加重病情。

杨廉德认为此病病位在肝、心，与脾、肾有密切关系，为肝肾阴虚、风痰内扰之证。

汪受传、李安源等亦认为本病病位主要在肝，与心、脾、肾密切相关，以风阳妄动、痰浊内蕴为主要病机。

2. 肝肺脾肾功能失调

郑健认为本病的病位在肝，与肺、脾、肾关系密切，肝的病变会迁延于此三脏，而肺、脾、肾的病变又影响肝脏的生理功能。

（五）病变涉及五个脏腑功能失调

刘弼臣认为小儿"肺常不足"，且肺位最高，为五脏之华盖，不耐寒热，易为外邪所侵，或从皮毛而入，或由口鼻上受，肺皆首当其冲。肺金有病，不能发挥正常克制肝木的作用，则肝木有余，有余之肝木又可乘脾使土虚；肺金病，则肾水不足，不足之肾水又不能正常克制心火，使心火有余。这与小儿"肝常有余"、"心常有余"、"肾常虚"的特点一致，且

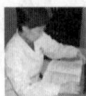

有一定的联系性。在病理上相互影响，导致一系列五行生克制化的异常循环。但本质是一种本源在肝、病发于肺、风痰鼓动而横窜经隧、阳亢有余、阴静不足、动静变化、平衡失制的病证。

吴敏等赞同刘老病本源在肝发于肺，病机关键为外风引动内风的理论。

李素卿认为小儿具有"肝常有余、脾常不足、肺常不足、肾常虚、心常有余"的特点，易导致小儿肝阴不足，肝阳偏亢，脾虚失运，水湿内生，痰浊内阻，风痰鼓动，肺脏功能失调，则金不制木，木旺风动，肾虚水不涵木，心火偏亢，亦可出现阴虚火旺动风之象，从而出现各种抽动症状。

陈运生认为治疗抽动障碍首重五脏辨证，但病源于小儿心常有余、肝常有余、肺常不足的病理特点，反映了抽动障碍的发病基础和疾病的变化。

张帆等认为本病与肝关系最为密切，肝风内动为本病的基本病理特征。同时从大量的临床病例分析来看，脾伤痰聚，挟肝风上扰，走窜则四肢、头项、肌肉，引发抽动；肺金受损，金鸣异常，故喉发异声；肾阴亏虚，水不涵木，虚风内动，故头摇肢搐；痰热内蕴，上扰心神，则抽动呼叫。故本病与心、脾、肾及肺脏有密切的关系。情志不畅，肝郁化火，母病及子，心肝火旺，均可灼津为痰；肝旺克脾，水湿不运，聚而成痰；子病及母，久病及肾，肾水上泛为痰；外感风邪，犯肺化热，灼津为痰。故抽动症喉中干咳、吼叫、鸟鸣、犬吠或发出"吭吭啊啊、嘘嘘喔喔"声，或秽语詈骂，或随地唾沫等异常发声和行为，以及不少小儿同时喉间如有痰阻，有吐之不出、咽之不下的"梅核气"症状，均属于顽痰作祟，痰阻气道，梗塞喉间而成。因此"痰"是抽动障碍的主要病理产物，肝风挟痰火走窜经络、气道，是抽动症的主要机制。

宣桂琪提出中医学素有"五脏藏神"之说，"心藏神、肺藏魄、肝藏魂、脾藏意、肾藏志"，肝、脾、肺、心、肾脏腑功能失调是抽动障碍的发病基础。

安效先、李宜瑞等认为本病的病位虽与心、肝、脾、肺、肾五脏有关，但主要责之于肝。

罗爱华认为本病病位虽与五脏均有关，但核心是肝、脾。

原晓风认为本病虽与五脏之间有密切的联系，但脾肾两脏虚为本，心肝两脏有余为标。

二、血津液虚损

（一）血虚

吴力群根据导师胡天成教授的理论，提出本病与肝关系最为密切，肝风内动为本病的基本病理特点，血虚生风为本病的主要病机。

陈昭定亦认为本病久病伤津，气血亏虚，肝血不足，筋脉失养而见抽动，此乃血虚生风。

（二）阴虚

鲍远程认为小儿生理病理具有"阳常有余、阴常不足"的特点，认为其主要病机为"阴虚阳盛，肝风内动"，阴虚为本，阳盛为标。

汪受传认为本病阴虚失守，阳浮妄动为其病理机制，脏腑阴阳失调，阴静不足，阳动有余，虚证为主，虚中有实，属本虚标实之证。

李素卿认为小儿体质阴常不足，而阳常有余，因其精血津

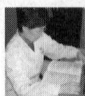

液等物质相对不足，故易形成阴亏阳亢的病理变化。若阴静不足，则阴不能制阳，则阳动有余，可出现抽动、烦躁易怒、秽语等症。

（三）风、痰、湿、瘀为患

1. 风、痰、瘀为患

安效先认为抽动应属中医学"风证"范畴，在疾病的发生发展过程中，有两种因素起着重要作用，即痰与瘀血。痰、瘀原本是脏腑功能失调的病理产物，但二者又成为致病因素。

2. 风、痰为患

刘以敏认为本病属肝风证，但与"痰"的关系密切，他认为因"怪病多为痰作祟"，故本病患儿喉中发出异声或秽语这些异常发声和行为，属顽痰作祟，风和痰的关系在病理方面至为密切，往往风动则火生，火盛则风动，风火相煽，则熏灼津液为痰而上壅，痰壅则气逆而窍闭，既可因风而生痰，亦可因痰而生风，风痰互动则可出现抽动。

李宜瑞通过多年的临床观察，审证求因，认为本病的原因与先天禀赋不足、产伤、窒息、感受外邪、情志失调等因素有关。但风动痰扰是本病发生的关键。风和痰在病理上较为密切，往往风动而火生，火盛则风动，风火相煽，灼津为痰，痰热上壅，痰壅则气逆而窍闭，可因风而生痰，亦可因痰而生风，风痰窜动，阻于经络而导致抽搐。

陈昭定认为怪病多责之于痰，然而风与痰关系密切；因风而生痰，亦可因痰而生风，风痰合邪横窜经络，可使气阻窍闭而发病，故此证之痰乃风痰也。脾为生痰之源，小儿脾常不足，脾虚运化失调则痰湿内滞，蒙蔽心窍，心神失主，则出现不自主抽动和不自主发声等症状。

刘弼臣认为小儿多发性抽动症与以肺为主的五脏功能失调有关，风和痰为患亦为主要因素，风有内风和外风之分，痰的产生与心、肝、脾、肾四经之阴阳失调均有密切关系。痰壅窍蔽，导致血随气逆，横窜经络，形成阴阳不相维系的病理变化而出现秽语。风与痰在病理方面关系甚为密切，往往风盛生痰，痰盛则生风，形成恶性循环而加重病情。

宣桂琪认为可因风生痰，亦可因痰生风，风痰窜动可致抽搐，痰阻气道则喉间痰鸣怪叫，总之风、痰、火是本病主要致病因素。

汪受传认为本病以风阳妄动、痰浊内蕴为主要病机。

张新建认为痰与风邪相携，易阻滞脏腑孔窍、经络而抽动。

罗爱华认为治疗该病多从风、痰、虚着手。

郑健认为在病理方面痰与风关系密切，往往风动则火生，火盛则风动，风火相煽，则熏灼津液为痰而上壅，痰壅则气逆窍闭，既可因风而生痰，亦可因痰而生风，风痰窜动可抽搐。

杨廉德认为小儿"脾常不足"，易酿生痰浊，风火挟痰走窜经络，扰动心神，则见不自主抽动。

李安源认为此病从"虚、风、痰、火"辨证施治，疗效显著。

徐荣谦认为本病风痰阻络为标。

3. 痰瘀为患

史英杰认为本病属"痰饮"范畴，病机与"痰"和"瘀"有关。"痰"是指体内水液代谢障碍所形成的病理产物。痰形成之后，可随气机升降流行，遍布全身。痰可影响气机升降和气血运行，因而会产生多种病变。痰作为一种病理产物，

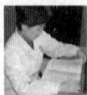

还可阻滞壅塞经脉，阻滞气血运行，日久形成"血瘀"的病变。痰瘀互结，更使本病怪相丛生。

4．瘀为患

李少春认为患儿瘀血内停，气血运行不畅，皮肉筋骨失其濡养而动，宜从"血瘀和气滞论治"，"从心论治"。

宣桂琪指出由于久病入络，此外产伤、外伤等，也可导致瘀血阻络而抽搐。

三、外邪为患

在上一章抽动障碍的影响因素中已述及刘弼臣、安效先、刘以敏、吴敏、原晓风、鲍远程、邹治文等均认为本病与外感关系密切，或由外感所引发。

小　　结

从以上诸位医生对抽动障碍病机的认识来看，大多人认为本病由脏腑功能失调所导致，因功能失调的脏腑各有不同，导致对本病病机的认识稍有出入。同时由于本病病程较长，脏腑功能失调日久，又相应产生一些病理产物如痰、瘀血等，与脏腑功能失调交织在一起，增加了疾病的复杂性。最为特殊的是本病又可受外感因素、情志因素等的重重影响，故诸多的因素交织在一起，使得病情变化纷繁复杂，病变过程中复发、加重、反复交替不断，影响到疾病的治疗及患儿的恢复。

虽然本病所涉及功能失调的脏腑不同，但值得提出的是基本上所有的医生都认为本病各种抽动动作及声音不断变换的特征与中医学风动的表现相符，而基于"诸风掉眩皆属于肝"

的理论，故在脏腑功能的失调中，肝失疏泄是第一位的。由于
肝失疏泄，进一步导致克伐脾土，引起脾失健运，脾运失职，
则痰湿内停，引起痰阻经络及孔窍；或脾失健运，导致气血生
化不足，引起筋脉及清窍失养，进一步出现各种抽动的动作及
各种怪异的发声。肝失疏泄日久可郁而化火，而火灼阴液，导
致肝肾阴虚，虚阳亢盛，进一步出现各种水不涵木的抽动动
作。由于脾虚生血不足或肝火灼伤阴血，血虚使心神失养，出
现情志方面的症状。上述病机变化可用图解法清晰地看出其病
机变化的轨迹，见图1。

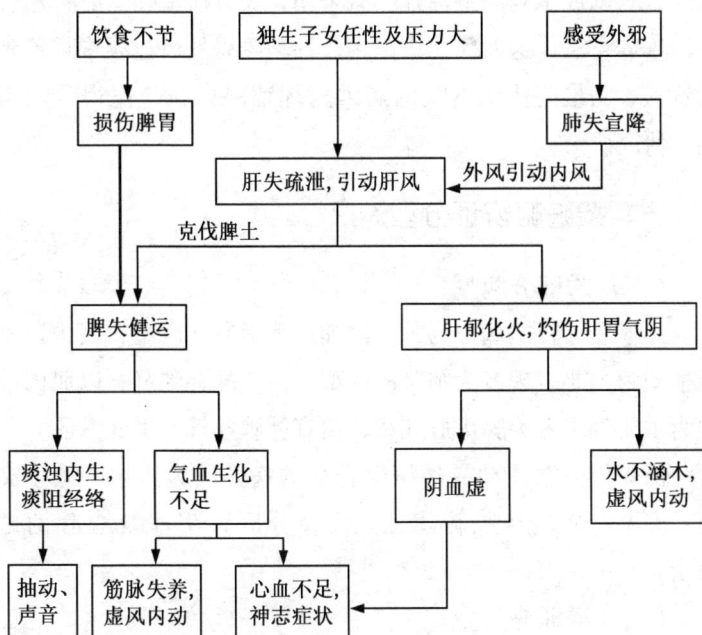

图1　抽动障碍病及演变示意图

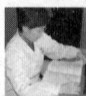

第四节　抽动障碍的中医学治疗

如前文所述，目前抽动障碍的中医病机多认为是由不同的脏腑功能失调所致，治疗则要在仔细分辨功能失调的脏腑及可能出现的病理产物的基础上，予以调理。由于抽动障碍所涉及失调的脏腑没能得到统一的认识，故临床辨证、治法治则亦相应得不到统一，各位医生往往根据自己对本病的认识及经验提出各自不同的治疗，有按脏腑辨证分型治疗、有按基础方加减治疗、有制成中药制剂治疗、有采用针灸方法治疗、有针药合并治等等方法，这些均为中医治疗抽动障碍发展过程中最珍贵的资料，为最终认识本病的病因病理铺路搭桥，值得我们借鉴、研究。

一、按脏腑辨证分型治疗

（一）辨证分两型

孙孝登等将本病分为肺肾阴虚、脾虚肝亢两型，其中以发音抽动为主要表现者为肺肾阴虚型，治宜滋补肺肾；以肌肉抽动为主要表现者为脾虚肝亢型，治宜补脾益气、平肝滋阴。

汪受传根据抽动-秽语综合征的病性以虚为主，兼可夹痰、夹湿，临证从脏腑辨证入手，分肝肾阴虚及心脾两虚两型。

（二）辨证分三型

马融临床辨证根据抽动表现，兼见摇头耸肩，或面目挤弄，或腹部鼓动者，属肝阳亢盛、风邪内动，从肝论治，习用风引汤以重镇潜阳，清热熄风；兼见神志亢奋，心中烦乱，或寡语少言，或喜自乐，或见呻吟声，或睡中多惊醒，舌淡红少苔等征象，多从心肾论治，习用柴胡桂枝龙骨牡蛎汤合甘麦大枣汤；兼见舌淡红苔薄黄，脉浮数，咽喉部红肿或疼痛，多从肺胃论治，施以银翘散或予凉膈散加减。

毛三宝将本病大致分为肾虚肝亢、心脾两虚、痰火扰心三型。

陈运生临床辨证分心经有热、肝郁化热、肺阴火旺三证治疗，对心经有热者选用自拟涤痰清心方治疗，肝郁化热者选用黄连温胆汤加减，肺阴损伤、阴虚火旺者选用沙参麦冬汤加减治疗。

李安源从肝肾阴虚，阳亢风动；脾虚失运，痰浊阻窍；痰火扰心，神明失志论治；对肝肾阴虚、阳亢风动证常以《医宗金鉴》之钩藤饮；对脾虚失运、痰浊阻窍或痰火扰心证常在《医学心悟》半夏白术天麻汤或《三因极一病证方论》之温胆汤的基础上随症加减。

张玉龙等辨证分以下三型：脾虚肝旺、饮食积滞证，常见双眼频频眨动、皱眉、耸鼻、努嘴或喉中咯咯声、面黄纳差、饮食偏嗜、形瘦腹胀、烦躁不安等症，舌淡苔薄黄，脉弦细，方用三甲散加减。心脾两虚证，常见神怯善惊、眼涩瞬目、努嘴、耸眉、面色萎黄、食少纳差、大便溏薄等症，舌质淡，苔薄白，脉细微数或弦细，方用归脾汤合甘麦大枣汤加减。肾阴不足、肝失濡养证，常见面赤颧红、口燥咽干、躁动不安、频频眨眼、皱眉、努嘴、耸鼻、或盗汗烦热、大便秘结等症，舌红或绛，苔少，脉弦细数，方药用大定风珠加减，热盛者先服风引汤加减。

（三）辨证分四型

苗晋治疗本病辨证分为四型：肝亢风动证按泻青丸之法，

痰火扰神证以礞石滚痰之意，脾虚肝旺证遵钩藤异功散，阴虚风动证依三甲复脉，病证结合，标本兼治。

李素卿辨证亦分上述四型，但用药不同。肝阳上亢证用清肝降火法，治以龙胆泻肝汤加减；土虚木贼证用扶土抑木法，治以钩藤异功散加减；风痰上扰证用驱风化痰法，治以玉真散加减；阴虚动风证用滋阴熄风法，治以大定风珠加减。在辨证施治基础上，以上四证均必须加用如下专药：木瓜、伸筋草、蝉蜕、全蝎、白芍、石菖蒲、酸枣仁、生龙齿、珍珠母、防风、羌活、胆南星、白附子、天麻等，获得很好疗效。

陈昭定将抽动症分为肝亢风动证、阴虚风动证、肝郁痰浊证及心脾两虚、风痰闭窍证。

安效先辨证肝阳化风证用天麻钩藤饮加减，阴虚风动证用三甲复脉汤或大定风珠加减，心肝血虚证用酸枣仁汤合甘麦大枣汤加减，痰火上扰证用黄连温胆汤加减。并认为在本病的发生发展过程中多兼夹痰，后期也可出现瘀血证。因此在辨证论治时每多配伍化痰、涤痰、豁痰之品，久病不愈者加用养血、活血、化瘀之品，以提高疗效。

焦敏等辨证分四型：阴虚风动证患儿注意力不集中，智力下降，性情暴躁，盗汗失眠，大便干结，舌红苔少，脉细数，方用六味地黄汤加味。血虚生风证患儿面色不华，肢体麻木，筋脉拘急或惊惕肉瞤，心烦易怒，舌质淡，脉细涩，方用芍药甘草汤加味。痰热风扰证患儿咧嘴扭唇，注意力涣散，学习困难，失眠少食，心悸怔忡，性情急躁，筋惕肉瞤，舌苔黄腻，脉弦滑数，方用羚角钩藤汤加味。食滞夹风证患儿脘腹胀满，嗳腐吞酸，大便不爽，矢气频作，味臭如败卵，舌苔厚腻，脉弦滑而数，选方保和丸加味。

王素梅对初诊病程不长或肝气郁结明显的患者，主要以四逆散加减，舒畅气机，并加强疏风调气之品的应用。肝火常夹心火，方剂选择泻青丸加减。患儿体秉虚弱，肝肾不足，或病情迁延，风火嚣张，也会进一步损耗阴血，此时需以柔肝平肝为主，方选大定风珠。肝风夹痰或上扰清窍，治疗上当先实脾土，后泻其肝木，即用扶土抑木法，健脾平肝，此时可选择六君子汤合泻青丸加减。

(四) 辨证分五型

胡成群临床辨证分五型：肝亢风动证治宜清肝泻火，熄风镇静，方用龙胆泻肝汤加减。脾虚痰扰证治当健脾化痰，安神定志，方用十味温胆汤治之。食积化火证治宜消食化火，祛痰熄风，方用消食散加减。痰火扰神证治宜清火涤痰，平肝安神，方用礞石滚痰丸加减。阴虚风动证治宜滋阴潜阳，柔肝熄风，方选大定风珠加减。

(五) 辨证分六型

张帆等临床辨证分实证三型肝郁化火证、痰火扰心证、外风引动证，虚证三型肝肾阴虚证、肺肾阴虚证、脾虚肝旺证；分别以疏肝泻火、镇肝熄风，千金龙胆汤；涤痰清心、凉肝熄风，黄连温胆汤；疏风宣肺、平肝熄风，桑菊饮；滋水涵木、柔肝熄风，杞菊地黄汤合羚角钩藤汤；滋养肺肾、熄风止痉，百合固金汤；培土生金、抑木熄风，四君子汤加减治疗。

(六) 辨证分八型

宣桂琪将抽动症分为外感证、肝亢风动证、痰火扰神证、脾虚肝亢证、阴虚风动证、瘀血内阻证、阴虚火旺证、心脾不

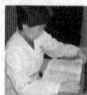

足证。外感证治宜疏风、清热、解毒，方用银翘散加味；肝亢风动证治宜清肝泻火、熄风镇静，方用泻青丸合龙胆泻肝汤加减；痰火扰神证治宜清火涤痰、平肝安神，方用礞石滚痰丸合涤痰汤加味；脾虚肝亢证治宜扶土抑木以平肝亢，方用钩藤异功散加减；阴虚风动证治宜滋水涵木、降火熄风，方用三甲复脉汤加减；瘀血内阻证治宜活血祛瘀、平肝祛风，方用通窍活血汤加减；阴虚火旺证治以益肾养阴降火、平肝熄风，方用镇肝熄风汤合杞菊地黄丸加减；心脾不足证治宜养心健脾、安神定惊，方用参苓白术散合甘麦大枣汤加味。

二、按基础方加减治疗

胡天成教授提出本病"从血论治"，临床运用四物汤合止痉散养血活血，熄风止痉加减治疗，以眨眼、皱眉、吸鼻、咧嘴等面部抽动为主者，加菊花、防风、蝉蜕、苍耳子；以摇头、扭脖、耸肩等头颈部抽动为主者，加葛根、天麻、钩藤；以挺胸、扭腰、鼓腹、撅臀等躯干部抽动为主者，加枳壳、白芍、桔梗；以甩手、举臂、踢腿、跺脚等四肢抽动为主者，加桑枝、木瓜、伸筋草；兼秽语者，加石菖蒲、远志、丹参、郁金；兼焦虑、抑郁者，加炙甘草、浮小麦、大枣；性情急躁易怒者，加柴胡、黄连、栀子、珍珠母。若患儿仅有轻微感冒症状，如鼻塞、流涕、轻咳等，而无明显发热者，可在基本方基础上加用荆芥、防风、苏叶、苍耳子等药疏风解表；若咳嗽明显伴发热者，则应参照"感冒"、"咳嗽"进行辨证论治，待外感解除后再行治疗本病。

鲍远程以"柔肝熄风、通络止痉"为基本组方原则，自拟木瓜芍药汤（木瓜、白芍、天麻、钩藤、地龙、僵蚕、全蝎、蜈蚣、伸筋草、蝉蜕、白芷、葛根、鳖甲、龟板、露蜂房等），收到较好疗效。

徐荣谦根据"脾为后天之本，气血生化之源"、"土虚木摇"的理论，制定了健脾化痰、平肝熄风的治疗原则，方选痛泻要方加味，药用：陈皮、防风、白芍、炙甘草、半夏、茯苓、炒白术、钩藤、当归、远志、蕲蛇，收到良好效果。

郑健教授认为本病之标为风火痰湿，其本在肝，辨清标本虚实，立平肝熄风止痉、化痰开窍醒神之法，常用温胆汤加味。

朱桂玲认为本病病机主要为肝亢风动、痰火扰心，自拟蝎蒲钩藤饮加减治疗64例抽动障碍患儿，结果痊愈18例，显效21例，有效16例，无效9例，且无一例出现毒副作用，可认为蝎蒲钩藤饮治疗该病安全有效。

于忠翠等认为本病本在肝而源于肺，阴虚阳亢是本病的主要病机，使用育肝熄风汤（白芍、玄参、天麻、全蝎、制半夏、石菖蒲、酸枣仁、辛夷花、苍耳子、山豆根、蝉蜕）治疗小儿抽动－秽语综合征120例，结果痊愈54例，显效29例，有效21例，无效16例，总有效率86.67%。

于荣艳等自拟清珍散（龙骨、牡蛎、白芍、白僵蚕、天麻、钩藤、天门冬、玄参、黄芩、珍珠母、川楝子、柴胡、全蝎、鳖甲、甘草）从肝论治21例抽动症患儿，收到总有效率95%的疗效。

宋启劳自拟熄风停从疏散外风平熄内风入手治疗36例抽动患儿，总有效率为77.76%。

于作洋使用健脾平肝汤治疗120例抽动症患儿，与西药氟哌啶醇组20例对照，共治疗2个月，结果中药治疗组总有效

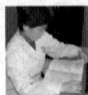

率为 92.5%，西药对照组总有效率为 90.0%，经 Ridit 分析 $P > 0.05$，有显著性差异，说明健脾平肝汤治疗抽动 - 秽语综合征疗效肯定。

卢瑞琴使用健脾平肝丸治疗 26 例均取得较好疗效。

赵春玲等使用熄风祛痰汤治疗小儿多发性抽动症 60 例，取得总有效率 86.67% 的疗效。

季之影等采用青紫止痉汤（青黛、紫草、莲子心、天麻、钩藤、僵蚕、石菖蒲、郁金、白芍、甘草）治疗抽动障碍患儿 44 例，并与 22 例口服盐酸硫必利片对照组比较，观察疗效及不良反应，结果示两组疗效差异无显著性，但不良反应比较差异有显著性（$P < 0.05$）。

陈亨平自拟"熄风牵正汤"（龙齿、牡蛎、全蝎、白附子、僵蚕、蜈蚣、黄芪、白芷、羌活、独活）治疗 43 例抽动障碍患儿，并与氟哌啶醇对照，12 周为疗程，结果治疗组总有效率为 88.3%，对照组总有效率为 86.6%，两组疗效比较差异无统计学意义（$P > 0.05$）。随访 1 年，治疗组复发 8 例，对照组复发 10 例，两组比较差异有统计学意义（$P < 0.05$）。不良反应：治疗组食欲减退 3 例；对照组头痛 2 例，失眠 1 例，锥体外系反应 4 例。

张骥等采用滋肾平肝、熄风化痰法治疗 40 例抽动障碍患儿，中药治疗组药物组成：生地黄、白芍、制僵蚕、天麻、郁金、地龙、钩藤、全蝎。并与西药泰必利组对照 40 例，2 个月为 1 个疗程，结果两组总痊愈率、显效率、有效率比较，均有显著性差异（$P < 0.01$），病情分级中度以上、病情分级中度以下、两组中医证候的疗效总痊愈率、显效率、有效率比较，均有显著性差异（$P < 0.01$）。

冯刚等按照刘弼臣教授从肝肺论治抽动经验方"熄风静宁汤"加减（辛夷、苍耳子、玄参、板蓝根、山豆根、菊花、蝉蜕、全蝎、葛根、伸筋草、白芍、甘草）治疗63例患儿，临证加减，疗程6个月，结果：患儿治疗后症状明显减轻，显效达71.3%。

倪蔼然用自拟止抽益志汤治疗本病，具体方药如下：生地黄、熟地黄、山茱萸、桑椹子、女贞子、黄精、（制）何首乌、龟甲、白芍、灵芝、百合、合欢花、合欢皮、茯苓、益智仁、石菖蒲、炙远志、龙齿、鸡内金、炙甘草、蝉蜕、钩藤、全蝎、僵蚕、天麻、天竺黄、龙骨、牡蛎、珍珠母。

张新建以补肾益阴、柔肝熄风为主要治则，取得良好疗效。方用熟地黄、天麻、清半夏、生龙骨、伸筋草、龙骨、白芍、钩藤、葛根、陈皮、鳖甲。

李少春采用活血行气、清心安神法治疗抽动症，自拟静宁汤：丹参、牡丹皮、白芍、郁金、琥珀、合欢皮、生栀子、茯苓、麦冬、龙骨、甘草。治疗组和对照组各50例，治疗组有效率为46%，对照组有效率为44%。

汪受传临证从脏腑辨证入手，治疗以熄风豁痰为大法，自拟风宁汤为基本方，其药物组成为钩藤、天麻、石菖蒲、茯苓、郁金、胆南星、蜈蚣、僵蚕、白蒺藜、甘草。

三、临床用药及治法治则总结

陈列红等查阅《万方数据医药信息系统》载录的1998年1月~2009年2月的相关文献，主题词为：抽动－秽语综合征、多发性抽动症、抽动、TS、医案等，收集到相关文献235篇，去除部分重复和不符合纳入标准的文献、医案，共收录

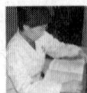

63 篇文章的方药。分析其中抽动方使用中药的频数如下：63 张处方共使用 119 种中药，其中使用超过 10 次的有：钩藤 41 次，白芍 37 次，天麻 30 次，僵蚕、半夏、甘草各 22 次，全蝎 20 次，茯苓、陈皮各 19 次，牡蛎 16 次，菖蒲 15 次，生地黄 13 次，龙骨、菊花各 12 次，柴胡 11 次，党参 10 次，珍珠母 9 次，当归、郁金、蜈蚣、天竺黄、石决明各 8 次，山药、胆南星、防风、蝉蜕、龙齿各 7 次，黄芪、茯神、连翘、板蓝根、山栀各 6 次，玄参、远志各 5 次，桑叶、黄芩、辛夷、独活、伸筋草、葛根、丹参、枸杞子各 4 次，酸枣仁、浮小麦、黄连、竹叶、山豆根、龙胆草、白蒺藜、磁石、全瓜蒌、沙参、麦冬、太子参、鸡内金、木香、川楝子、羌活、苍耳子、川芎各 3 次，珍珠粉、牛黄、灯芯、五味子、百合、首乌、益智仁、桑寄生、百部、谷芽、麦芽、绿萼梅、苏子、槟榔、苍术、金银花、薄荷、丹皮、决明子、白芷、桑枝、乌梅、兰花参等均为 1 次。

分析显示：用药频数位于前 10 位的中药依次是钩藤、白芍、天麻、僵蚕、半夏、甘草、全蝎、茯苓、陈皮、牡蛎；从治则治法分类来看，益气健脾类药物居单项治法类别的首位，熄风止痉、平肝潜阳分列二、三位，化痰类位居第四。由于熄风止痉、平肝潜阳二法常为复法合称平肝熄风法；益气健脾、化痰二法则常为复法而合称健脾化痰法，从此角度再考察，则平肝熄风法重量及味数占全方比重位居第一线；健脾化痰法紧居其次。由此可见，平肝熄风、健脾化痰是目前中医治疗抽动症的主要治则治法。

抽动障碍的治疗过程中与其他疾病的治疗不同的是，在整体辨证的基础上，根据不同部位的抽动动作加一些对局部有特殊功效的药物，以使药物作用在局部，以图最大效果，并且尽快的控制局部的动作，这已基本成为中药治疗抽动障碍的常规用法，由于这些药物都是医家在临床中逐渐摸索出来的，各自有各自的体会及经验，我们根据文献加以综合归类，分列如下（表1）以供参考（以下药味排列排名不分先后）。

表1　治疗抽动障碍的常用中药

症状	中药
头、颈、肩部抽动	葛根、天麻、钩藤、威灵仙、柴胡
头面抽动	天麻、钩藤、葛根、黄连、菊花、蔓荆子、白附子、防风、蝉蜕、苍耳子
眨眼、挤眉	桑叶、菊花、密蒙花、蕤仁、谷精草、白蒺藜、木贼、防风、黄连、白附子、僵蚕
耸鼻、皱鼻、鼻塞	辛夷、苍耳子、白芷、蝉蜕
口角动	白附子
咽喉异声	蝉蜕、射干、木蝴蝶、甘草、玄参、制胆南星、僵蚕、山豆根、蚤休、青果、锦灯笼、板蓝根、牛蒡子
大声喊叫	磁石、朱砂
秽语	石菖蒲、远志、丹参、郁金
喜唾	白术
躯干部抽动	枳壳、白芍、桔梗
腹肌抽动	白芍、甘草、木瓜、姜黄、地龙
四肢抽动	桑枝、桂枝、鸡血藤、木瓜、伸筋草、蜈蚣、地龙、全蝎、葛根、川牛膝、宽筋藤
上肢抽动	姜黄
下肢抽动	牛膝
抽搐明显	僵蚕、地龙、全蝎、蜈蚣
注意力不集中	石菖蒲、远志、郁金、丹参、益智仁
多动	珍珠母、磁石

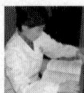

续表

症状	中药
烦躁易怒	柴胡、白芍、枳壳、黄连、珍珠母、栀子、淡豆豉、竹叶、龙胆草、黄芩、龙骨、牡蛎
焦虑、抑郁	炙甘草、浮小麦、大枣、灵磁石、珍珠母、竹叶
执拗、孤僻	丹参、石菖蒲、木瓜
咽痛	元参、升麻、板蓝根、牛蒡子、蚤休
鼻塞、流涕、轻咳	荆芥、防风、苏叶、苍耳子
舌尖红	竹叶
纳差	焦三仙
遗尿	桑螵蛸、金樱子
多汗	浮小麦
睡眠欠佳或入睡困难	（炒）酸枣仁、夜交藤
食积便秘	焦三仙、生大黄
阴虚便秘	玄参、火麻仁
阳虚便秘	肉苁蓉、火麻仁
睡中亦有抽动	白芷、合欢皮、合欢花、炒枣仁
气阴两虚	南沙参、麦冬
肝肾两虚	熟地黄、枸杞子

四、自制中成药

自制中成药，通常都是医家根据自己临床经验使用比较成熟有效的方剂，再斟酌精炼后制成中成药，以方便患儿使用。因已做成制剂，故在使用上只能针对一种证型，有一定局限。

刘弼臣等自制具有熄风化痰作用的熄风制动颗粒（钩藤、菖蒲、黄连、全蝎），治疗肝亢风动、痰热扰神型抽动－秽语综合征 60 例，并与氟哌啶醇组 60 例对照。结果在综合疗效方面包括临床疗效、病情改善、症状积分等，组间比较有显著性差异，治疗组明显优于对照组（$P<0.05$）。

杨廉德采用口服加味白金散治疗。1 号方：白矾、郁金、黄柏、竹叶、龙齿、生龙骨、白僵蚕、血竭、当归、赤芍。2 号方：睡眠不安，睡中亦有抽动者，上方加白芷、合欢皮、合欢花、炒枣仁。

罗爱华采用口服陈夏六君子丸，大蜜丸一次 1 丸，一日 2 次，同时加口服加味逍遥丸一次 6g，一日 2 次，治疗抽动障碍患儿并与口服氟哌啶醇对照，3 个月的疗程后，结果两组治疗后分值比较无显著差异（$P>0.05$）。

张立秋等给予治疗组抽动宁冲剂（白芍、柴胡、栀子、当归、菊花、薄荷、天麻、钩藤、牡丹皮），每日 1 剂，分 3 次水冲服，与口服盐酸硫必利片对照，4 周 1 个疗程后两组总有效率比较，差异无统计意义（$P>0.05$）。

张晓霞使用自制抽动散（葛根、石菖蒲、郁金、刺蒺藜、决明子、菊花、白僵蚕、钩藤）治疗 60 例抽动障碍患儿，疗程 3 个月，结果总有效率为 93.33%。

五、针灸治疗

（一）单独针灸治疗

黄禾生治疗抽动症以益气健脾、疏肝养肝为主，针刺取穴太冲、足三里、肝俞、阳陵泉、太溪，神阙拔罐，且善用风池穴，常收到奇效。

杜革术应用扶土抑木法针刺治疗 23 例抽动证患儿，针刺组选取中脘、太冲、合谷、四神聪、神庭、风池。喉部发声配合廉泉，耸鼻配合迎香、素髎等。西药组口服氟哌啶醇常规治

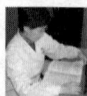

疗。结果治疗组治愈率为 65.22%，西药组 22 例治愈率 31.82%，两组治愈率比较差异有统计学意义。

刘媛媛等报道用针刺背俞穴治疗 28 例抽动症患儿，针灸取穴心俞、肝俞、脾俞、肾俞、三焦俞，治愈 6 例，有效 21 例，无效 1 例，总有效率为 96.43%。

高凤霞采用针刺百会、五脏原穴为主治疗 32 例抽动症患儿，主穴取百会、太渊、神门、太白、太溪；挤眼、皱眉配太阳、四白；撅嘴配地仓、承浆；喉中呜呜声配廉泉；耸肩配风池；施平补平泻手法，留针 30 分钟，每 10 分钟运针 1 次，每天 1 次，10 次为 1 个疗程。观察病例 32 例，痊愈 7 例，显效 18 例，好转 4 例，无效 3 例。

杨丽霞等采用以针刺为主，辅以药物治疗和心理疗法的综合康复疗法，治疗 60 例抽动症患儿；针刺治疗采用醒脑开窍、滋阴降火、柔肝熄风法。取穴以人中、内关、三阴交、百会、神门、足三里、风池、太阳、曲池、太冲为主。随症加减：抽动仅出现在面部加地仓、颧髎、下关，行平补平泻法；抽动出现在颈部加列缺、天柱、人迎，行平补平泻法；抽动出现在上肢加外关、肩髃、合谷，行平补平泻法；抽动出现在下肢加阴陵泉、照海、丰隆，行平补平泻法。药物选用氟哌啶醇，首次 0.5mg，每日 2 次，以后每 3 日增加 0.5mg，逐渐调整至症状控制、又无明显副作用为止。治疗组 60 例，对照组 30 例，结果：治疗组总有效率为 91.07%，对照组总有效率为 76.67%。

张泽荣用针刺加梅花针叩刺治疗抽动－秽语综合征，并与西药氟哌啶醇对比临床疗效与复发率，治疗组取穴：风池、合谷、太冲。肝火上炎型加太溪、肝俞；脾肾两虚型加足三里、三阴交、脾俞、肾俞；心火内扰型加神门、心俞。局部配穴：挤眉、眨眼加攒竹、四白；耸鼻加迎香；口角抽动加地仓；秽语加廉泉；注意力不集中加四神聪等。结果显示治疗组患者总有效率为93.3%，复发率为20.0%；对照组总有效率为64.3%，复发率为72.2%。

徐世芬、朱博畅分别采用头穴动留针、头穴久留针治疗抽动-秽语综合征30例及31例，主穴：取额中线、顶中线、顶旁1线。配穴：频繁眨眼配枕上正中线，额旁1线；肢体抽动配顶颞前斜线；异常发音配颞后线，动留针时间为1小时，久留针时间为2小时，动留针有效率为73.4%，久留针有效率为61.3%。

刘丽等采用头部电针治疗抽动症，取穴：主穴取百会、风池、合谷、舞蹈震颤区。配穴：根据症状不同选取相应的穴位，如频繁眨眼取印堂、太阳；耸鼻加迎香；口角动加地仓、颊车；发声加廉泉；睡眠不好加内关、神门，观察其临床疗效。结果：电针治疗组与西药对照组疗效相比，有显著性差异。

向圣锦等采用局部针刺治疗抽动症观察疗效，针刺组以针刺眼周局部穴位为主，部分配合全身取穴，针刺以透穴疗法为主，分别以丝竹空透鱼腰，四白透下睛明（睛明穴下0.2寸），攒竹与太阳交替针刺，颜面抽动者加地仓透颊车，局部给予0.1%玻璃酸钠眼药水滴眼，3次/日，与西药组盐酸硫必利片对照，两组患者治疗后YGTSS运动抽动评分明显改善，针刺组与西药组显效率分别为90.4%和84.2%（$P>0.05$），差异无统计学意义。

（二）针灸配合中药治疗

侯东芬等针刺配合中药治疗儿童抽动症69例，取穴：风

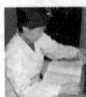

池、天柱、百会、神门、三阴交、太冲（均为双侧）。中药汤剂：枸杞子、菊花、山药、生地黄、远志、生甘草等。根据年龄、体重、症状特点加减用药，结果有效率为85.5%。

魏小维等以针刺结合中药治疗抽动-秽语综合征60例。主穴：印堂、四神聪、筋缩、内关、神门、风池、肝俞、太冲、合谷、三阴交，随症配穴。隔日1次，每次留针30分钟。15次为1个疗程，3个疗程后统计疗效。中药治则：清肝化痰，镇摄心神。处方：柴胡加龙骨牡蛎汤加减（柴胡、黄芩、党参、浮小麦、桂枝、大枣、生龙骨、生牡蛎、大黄、半夏、地龙、钩藤）。结果：显效40例（66.7%），有效15例（25.0%），无效5例（8.33%），总有效率为91.67%。

杨廉德采用针、药结合治疗小儿抽动症，取穴：百会、四神聪、风府、风池、大椎、腰俞、合谷、太冲、太溪。方法：其中腰俞采用3寸针平刺入骶管裂孔2～2.5寸，留针10分钟，留针期间不做提插、捻转；太冲取泻法，太溪取补法，余穴平补平泻。开始每日治疗1次，症状缓解后改为隔日1次或每周1～2次，以巩固疗效，3个月为1个疗程。中药口服加味白金散治疗，3个月为1个疗程。

马晓芃等采用针刺、耳穴、拔罐组（32例）及针刺、耳穴、拔罐合中药组（38例）对照，针刺主穴：百会、四神聪、风池、风府、大椎、足三里、阳陵泉、三阴交、合谷、太冲。配穴：局部对症取穴。肝肾阴虚型加三阴交、太溪；痰湿阻滞型加丰隆、公孙；脾胃虚弱型加中脘、公孙。用30号1.5寸毫针直刺，行提插捻转手法，得气后留针30分钟，百会、大椎接电针，疏密波，疏波4Hz，密波20Hz，输出强度2mA。每周治疗2次，10次为1个疗程。耳穴：肾、肝、脾、神门、皮质下、枕及相应抽动部位。采用磁珠贴压，嘱患者每日按压穴位 4~6 次，每次按压 3~4 分钟，以耳廓出现热胀微痛感为度。每周换 2 次，双耳交替，与针刺同步进行。拔罐：患者起针后，取大椎、肝俞、脾俞、肾俞拔罐 5~10 分钟。每周 2 次，与针刺同步进行。中药基本方：平熄内风剂（全蝎、蜈蚣、羚羊角粉、天麻、钩藤等）。肝肾阴虚型：六味地黄丸合平熄内风剂加减；痰湿阻滞型：二陈汤、涤痰汤合平熄内风剂加减；脾胃虚弱型归脾汤合平熄内风剂加减。每日 1 剂。治疗 1 组治愈率 12.5%，有效率 81.3%；治疗 2 组治愈率 34.2%，有效率 84.2%，两组疗效比较经统计学分析，治愈率有显著性差异（$P < 0.05$），有效率无显著性差异（$P > 0.05$），提示针刺辅以耳压、拔罐配合中药综合治疗具有较满意的临床疗效，能够促进该病的痊愈，减少复发。

尹航等使用针药结合治疗 63 例抽动障碍患儿，治疗组针刺取穴：主穴有百会、四神聪、神庭、风池、头维、头临泣、曲差。配穴有曲池、外关、合谷、手三里、足三里、三阴交、丰隆、太冲、太溪、大钟。体针施以平补平泻法，每日 1 次，每周 6 日。连续治疗 30 日。口服中药：一贯煎合镇肝熄风汤加减，药味有生地、川楝子、枸杞子、沙参、麦冬、牛膝、生龙牡、龟板、代赭石、茵陈、天冬、生麦芽。疗程 30 日。对照组口服盐酸硫必利片，结果两组临床疗效比较：总有效率治疗组为 83.87%，对照组为 78.13%，两组比较差异有显著性意义（$P < 0.05$）。

（三）针刺加穴位注射

张洪等使用针灸加穴位注射治疗 69 例抽动障碍患儿并与 59 例西药对照，治疗组主穴取百会、印堂、两侧的顶颞前斜

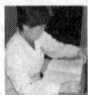

线中下段，眨眼者配太阳，缩鼻严重者配迎香，歪嘴者配地仓，摇头扭颈者配风池。采取快速进针法，百会向前斜刺0.3~0.5寸，印堂沿皮向上刺0.3~0.5寸。顶颞前斜线中下段向颞部斜刺0.3~0.5寸，主穴以轻捻转手法为主，太阳直刺0.3~0.4寸，迎香斜向上刺0.1~0.3寸，风池穴对刺0.3~0.5寸，手法平补平泻，留针15~30分钟，但顶颞前斜线留针时间要长，一般可留1~2小时（因留针在头部，不影响患儿玩耍）。起针后，取肝俞、风门等穴，常规消毒后，用4.5号针头5ml注射器，抽取脑蛋白水解注射液（奥利达注射液，成都地奥公司）5ml分别在上述穴位注射1~2ml。上述治疗每日1次，星期天休息1日，以3周为1个疗程。对照组氟哌啶醇第一星期开始剂量为每次0.5~1mg，每日2次，继之根据疗效与患者出现药物副作用的反应酌情增、减药量，平均日量1~2mg，以3周为1个疗程。两组治疗1个疗程后统计疗效。结果两组有效率经统计学处理，差异无显著性意义（$P > 0.05$）。

（四）常用穴位及加减

从上述文献的论述中可以看出：针刺治疗抽动障碍正在逐步开展，很多临床医生使用不同的治则及治法，并选取不同的穴位探讨抽动障碍的针灸疗法，其穴位的选取根据文献资料按临床穴位使用多少的频次统计如下：太冲、足三里、肝俞、阳陵泉、太溪、神阙、中脘、合谷、四神聪、神庭、风池、心俞、肝俞、脾俞、肾俞、三焦俞、腰俞、百会、太渊、神门、太白、天柱、印堂、筋缩、人中、内关、三阴交、太阳、曲池、舞蹈震颤区、大椎。

临床可以根据辨证治法参考以上穴位选择使用，根据不同部位抽动症状的表现选取加减的穴位如下。

表2　治疗抽动障碍的常用穴位

症状	穴位
喉部发声或秽语	廉泉
耸鼻	迎香、素髎
挤眼皱眉	太阳、四白、攒竹、印堂
撅嘴	地仓、承浆
口角抽动	地仓、颊车
耸肩	风池
面部动	地仓、颧髎、下关
颈部动	列缺、天柱、人迎
上肢动	外关、肩髃、合谷
下肢动	阴陵泉、照海、丰隆
睡眠不好	内关、神门
注意力不集中	四神聪
肝火上炎型	太溪、肝俞
心火内扰型	神门、心俞
脾肾两虚型	足三里、三阴交、脾俞、肾俞

六、其他治疗

（一）耳穴压豆法

陈梁使用中药、针灸配合耳穴压豆法治疗抽动障碍，通常选用神门、肝、交感、内分泌、脑点、皮质下等穴。主穴内分泌、交感有调解内分泌及自主神经功能紊乱的功能；神门有镇静、安神、降气、镇咳之功；皮质下有调解大脑皮质的兴奋与抑制作用。选以上耳穴，可调解脏腑功能、宁心安神，达到病愈的目的。

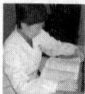

李宏使用耳穴疗法，取穴耳尖、神门、心、交感、相应部位，实证加肝、胆，虚证加脾、肾。操作方法：耳尖穴以一次性采血针刺出血，出血量为 8~12 滴，最多可达 1ml，余穴行贴压法，即用蔓荆子黏附于医用胶布上，贴压穴位后每日按压 5~7 次，每 2 日治疗 1 次，5 次为 1 个疗程。疗程间休息 7~15 日。配合心理疏导疗法，取得 100% 疗效。

杜淑娟等使用耳穴配合益智宁神口服液治疗抽动障碍 30 例并与单纯益智宁神口服液、氟哌啶醇组对照，治疗组耳穴贴压，取穴皮质下、神门、心、肝、肾，每次选 2~3 穴，以王不留行籽或白芥子贴压，每次按压 5 分钟，每日按压 3 次，每周施术 2 次，双耳交替。同时服益智宁神口服液（熟地黄、北黄芪、白芍、龙骨、远志、石菖蒲、五味子），单纯口服益智宁神口服液组、口服氟哌啶醇加等量盐酸苯海索片二组对照，结果耳穴加中药组与单纯中药组疗效比较有极显著性差异（$P < 0.01$），耳穴加中药组优于单纯中药组；耳穴加中药组与西药组、单纯中药组与西药组比较，疗效差异均无统计学意义（$P > 0.05$）。

陈怡采用平肝熄风中药（菖蒲、郁金、僵蚕、地龙、钩藤、栀子、连翘、龙胆草、龙骨、牡蛎、柴胡、白芍、枳壳、石决明、珍珠母）配合耳穴贴豆法，取穴：心、肝、脾、脑干、皮质下。操作方法：局部消毒，采用 0.3cm × 0.3cm 胶布将王不留行籽贴敷于耳穴上，用拇指和食指对压耳穴，每日 3 次，每次按压 3 分钟，使之产生酸、麻、胀、痛感为度。连续按压 5 日，休息 1 日。1 个月为 1 个疗程，治疗 30 例抽动障碍患儿并与口服盐酸硫必利组 28 例作对照，结果治疗组（90.0%）和对照组（67.9%）的总有效率有显著性差异。

（二）综合按摩疗法

孙正伟以滋补肝肾、清泻心火、健脾化湿、清热化痰为治疗原则，选用振腹、按揉、推、捏脊等推拿手法。选穴：神庭、率谷、角孙、内关、神门、合谷、膻中、关元、足三里、三阴交、百会、风府、天柱、心俞、肾俞、涌泉。操作方法：①用右手劳宫穴对准患儿脐部，中指端放置中脘处，食指与无名指放置任脉两侧旁开0.5寸处的肾经循行线，拇指和小指放置任脉两侧旁开2寸的胃经循行线，做15分钟的振腹疗法，然后按揉神庭、率谷、角孙、内关、神门、合谷、膻中、关元、足三里、三阴交等穴，每穴按揉120次。②推脊：用食、中指指面自上而下由大椎穴至长强穴推50次；然后用拇指由足跟推至涌泉120次；再按揉百会、风府、天柱、心俞、肾俞各按揉120次；最后捏脊，由下至上捏脊3遍，每捏3次提1次，为"三捏一提"法。按揉时心火旺盛者加少府穴，痰热内扰者加大椎、丰隆，肝火旺盛者加太冲，心肾不交者加太溪、少府。每次治疗的时间约30分钟，隔日1次，5次为1个疗程。

李香玉采用清心疏肝为治则，药用（石菖蒲、白芍、黄连、山栀子、鸡内金、郁金、珍珠母、夜交藤、守宫、天麻、甘松、煅龙骨、钩藤、熟地黄、龟板）加减，配合做小儿推拿治疗，取穴如下：按揉百会、四神聪，揉双侧太阳穴，推攒竹，按揉天突、膻中，摩胸，拿肩井，揉足三里、阳陵泉，按揉心俞，捣小天心，摩囟门、肝俞、肾俞，捏脊，1次/日，约30分钟，2个月为1个疗程，共治疗50例抽动障碍患儿，总有效率为96%。

（三）针挑四缝穴法加中药

李一民从肝论治多发性抽动症：①平肝治疗头面部动作较

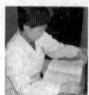

多者，用天麻钩藤饮加减（天麻、钩藤、石决明、杭菊花、全蝎、酸枣仁、茯神、合欢皮、夜交藤、珍珠母、牡蛎）。②清肝泻火明目治疗频繁眨眼、挤眉弄眼为主要表现，用龙胆泻肝汤加减（龙胆草、生山栀、黄芩、柴胡、生地黄、车前子、泽泻、木贼草、牡丹皮、谷精草、青葙子、僵蚕）。治疗时可煎服、洗眼同用。③养血柔肝治疗四肢动作为主要表现者，用自拟柔肝煎（当归、白芍、远志、郁金、伸筋草、熟地黄、蜈蚣）。④疏肝健脾化痰治疗口鼻动作较多者，用柴胡疏肝饮加减（柴胡、香附、陈皮、枳壳、蜈蚣、半夏、黄芩、生薏苡仁、灯芯草、白术）。外治挑四缝穴：取四缝穴，用三棱针点刺穴位，挤出黄白色黏液或血。病程越长，挤出黄白色液体越多越黏，反之挤出液体则清而少。每周针刺1次，4次为1个疗程。30例患儿治疗1个疗程后，痊愈4例，显效8例，有效15例，无效3例，总有效率为90.00%。

小　　结

目前中医从各个角度开展了对抽动障碍治疗的探讨，如中药治疗、针灸治疗、推拿治疗、心理治疗，也有采用几种治疗并用的方法，如口服中药并针灸、口服中药并按摩、针灸并心理治疗等，希望尽可能提高治疗效果。上述治法中仍以中药治疗为主，采用中药治疗按照中医辨证分型为原则，大多数医家从肝论治，其次为风痰上扰、阴虚风动，与辨证分型相对应，治疗上多采用疏肝清热、镇肝潜阳、平肝熄风为法，多以钩藤饮、天麻钩藤饮、泻青丸、龙胆泻肝汤、镇肝熄风汤加减，清热化痰多以黄连温胆汤、礞石滚痰丸为主方加减。

第五节 常用中药治疗抽动障碍的实验研究

一、中药对多巴胺、5-羟色胺等神经递质的影响

(一)中药对抽动障碍患儿血液神经递质的影响

王俊宏等采用熄风静宁冲剂(辛夷、苍耳子、玄参、半夏、石菖蒲、钩藤、酸枣仁、龙齿、僵蚕、白芍、木瓜)治疗20例多发性抽动症患儿,结果抽动及其他临床症状改善,患儿血浆多巴胺、兴奋性氨基酸谷氨酸(Glu)水平在中药治疗后均有不同程度的降低,说明熄风静宁冲剂对抽动症患儿中枢神经递质的释放与分泌存在影响。

张凤春等应用酶联免疫法测定抽动症儿童血浆多巴胺水平升高,5-羟色胺水平明显降低,应用抽动灵(全蝎、天麻、钩藤、白芍、党参、菖蒲、僵蚕、郁金、蝉蜕、白术、炙甘草)治疗后多巴胺水平明显下降,5-羟色胺水平明显提高,表明中药可以调节神经递质的失调。

(二)中药对抽动障碍模型脑组织神经递质的影响

隆红艳等观察静安口服液对小儿多发性抽动症(Tourette综合征)模型大鼠脑组织多巴胺(DA)及其代谢产物高香草酸(HVA)、去甲肾上腺素(NE)含量及儿茶酚胺氧位甲基转移酶(COMT)mRNA表达的影响。Tourette综合征模型用ip DOI(连续20日)的方法,分为空白对照组、模型组、静安口服液组、盐酸硫必利片组。DA、HVA、NE用HPLC法测定,COMT-mRNA表达水平用PT-PCR法检测。结果:静安

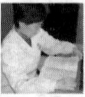

口服液能降低脑组织中 DA、HVA 和 NE 含量（$P<0.01$），作用与盐酸硫必利片相似；模型组 COMT – mRNA 平均光密度比值显著低于空白对照组（$P<0.05$），静安口服液 3 个剂量组与其余各组无显著性差异。结论：小儿多发性抽动症的发病机制与儿茶酚胺过度释放，其降解酶 COMT 活性降低致儿茶酚胺灭活障碍、代谢亢进有关；静安口服液可能通过调整脑内 DA、HVA 和 NE 等神经递质失衡，减少其异常释放，从而降低了突触前多巴胺神经元、去甲肾上腺素神经元的过度支配而发挥治疗作用。静安口服液未能影响 COMT – mRNA 的表达水平。

杨龙飞等通过用腹腔注射阿朴吗啡（APO）和局部注射 6 – 羟基多巴胺（6 – OHDA）损毁黑质的方法建立拟 Tourette 综合征大鼠模型，观察熄风静宁冲剂对模型动物行为和纹状体内多巴胺和高香草酸 HVA 含量的影响。结果：熄风静宁冲剂能减轻动物模型的抽动症状，其作用机制可能与脑内多巴胺有关。

吴青业等通过检测抽动模型小鼠脑内神经递质多巴胺的含量，探讨贝健胶囊治疗抽动障碍的作用机制。使用咖啡因诱导小鼠抽动障碍模型，观察小鼠模型自主行为和攀爬行为情况，采用高效液相色谱法检测模型小鼠脑组织中多巴胺的含量。结果：贝健胶囊能明显抑制咖啡因引起的小鼠攀爬行为（$P<0.05$），并显著减少自主活动次数（$P<0.05$）；降低模型小鼠脑内多巴胺的含量（$P<0.05$）。

倪世美等将 84 只健康昆明种小鼠随机分为 6 组，即正常对照组、模型组、脑清灵汤高中低剂量组、阳性药对照组，每组 14 只动物，采用苯丙胺诱发小鼠中枢神经系统亢进法建立拟抽动 – 秽语综合征模型，观察小鼠定型活动和自主活动情况，并采用荧光分光光度法测定脑内单胺类神经递质如多巴胺、去甲肾上腺素、5-羟色胺及其代谢产物5-羟吲哚乙酸（5-HIAA）的含量。结果：与模型组比较，脑清灵汤3个剂量组和氟哌啶醇组小鼠由苯丙胺诱发的定型活动显著减少（$P<0.01$）；脑清灵汤高、中剂量组和氟哌啶醇组小鼠的自主活动明显减少（$P<0.01$），低剂量组抽动-秽语综合征模型小鼠的自主活动也有所减少（$P<0.05$）；并且脑清灵汤3个剂量和氟哌啶醇均能显著降低小鼠纹状体中DA、NE含量（$P<0.01$）；脑清灵汤高、中剂量组小鼠脑内5-HT及5-HIAA的含量与模型组相比有显著性降低（$P<0.01$），而低剂量组及氟哌啶醇组小鼠脑内5-HT及5-HIAA的含量与模型组相比无显著性差异（$P>0.05$）。结论：脑清灵汤对抽动-秽语综合征动物模型有治疗作用，其作用机制可能与其影响脑内单胺类神经递质的分泌代谢有关。

朱先康等检测发现其自制定抽颗粒对亚氨基丙二腈（ID-PN）致多发性抽动症模型小鼠NE、DA和5-HT的含量无显著影响，但是可以减少5-HT代谢产物5-HIAA的水平。其中，中、低剂量组有非常显著的统计学意义，高剂量组有显著的统计学意义。而氟哌啶醇组却无统计学意义。定抽颗粒组与氟哌啶醇组比较有非常显著的统计学意义。结论：定抽颗粒在改善小鼠5-HIAA方面优于氟哌啶醇组。

二、中药在改善动物行为方面的影响

张如意等用亚氨基二丙腈（IDPN）腹腔注射建立大鼠拟抽动-秽语综合征模型。随机分为对照组、模型组、金童颗粒小中大剂量组、阳性对照药氟哌啶醇组。观察动物一般行为，旷场分析实验检测动物空间认知能力。结果：金童颗粒

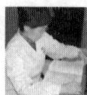

（4.5g/kg、9g/kg、18g/kg）可明显减少模型动物的异常旋转圈数和仰头次数（$P < 0.05$）。结论：金童颗粒可以明显改善抽动-秽语综合征模型大鼠的行为，其可能的作用机制为影响模型动物的多巴胺系统。

卫利等观察六君子汤合泻青丸对亚氨基二丙腈（IDPN）诱导的拟多发性抽动症模型小鼠行为学的改变。方法：腹腔注射亚氨基二丙腈建立多发性抽动症小鼠模型，分别给予多发性抽动症小鼠复方中药六君子汤合泻青丸加味与盐酸硫必利进行灌胃治疗，经自主活动仪计数及点头次数对比，观察用药前后小鼠行为学的改变。结果：模型组小鼠自主活动与空白组比较并无统计学差异，但点头次数明显增多；经过灌胃28日后复方中药组与盐酸硫必利组小鼠的点头次数明显下降（$P < 0.05$）。结论：腹腔注射IDPN诱导的拟多发性抽动症模型以头部运动过多为主，复方中药及盐酸硫必利均可减少其头部运动，且复方中药疗效稍优于盐酸硫必利。

马碧涛等应用阿扑吗啡（APO）诱导的抽动障碍大鼠模型，探讨不同组方的速效祛风止动方对抽动障碍大鼠行为的影响。采用随机抽签分组方法，将50只雄性SD大鼠分为正常组、模型组、速效1号组（全蝎5g、冰片0.3g）、速效2号组（全蝎5g、蜈蚣1g、冰片0.3g）和祛风止动方组（辛夷10g、天麻10g、钩藤10g、全蝎5g、伸筋草10g），每组10只，分别给予相应药物，观察各组大鼠治疗1周和2周后刻板行为和开野实验的穿越格子数、直立次数、理毛次数、粪便粒数的改善程度。结果：速效1号组、速效2号组在快速减少抽动大鼠的刻板行为方面优于祛风止动组（$P < 0.05$）；速效1号组、速效2号组在改善穿越格子数、理毛次数、直立次数、粪便粒

数方面优于祛风止动组（$P < 0.05$）。结论：速效 1 号方、速效 2 号方能较快改善 APO 诱导的抽动大鼠的活动水平，增强动物的适应力，且无毒副作用。速效 1 号方和速效 2 号方不论在刻板行为还是在开野实验中的差异都无统计学意义，分析 2 个组方中均有全蝎、冰片，提示这两味药在治疗抽动行为中能发挥快速止抽作用。

朱先康等报道动物实验证实其自拟方定抽颗粒能够明显减少亚氨基丙二腈（IDPN）致多发性抽动症模型小鼠刻板行为和运动行为（$P < 0.01$），能降低模型小鼠自主活动数（$P < 0.05$）。

三、中药对免疫系统的影响

张如意等建立拟抽动 - 秽语综合征大鼠模型，观察临床验方金童颗粒的治疗效果并探讨其可能的作用机制。方法是用亚氨基二丙腈（IDPN）腹腔注射建立大鼠拟抽动 - 秽语综合征（TS）模型。将 SD 大鼠随机分为对照组、模型组、金童颗粒小中大剂量组、阳性对照药、氟哌啶醇组。用流式细胞仪检测大鼠外周血 T 淋巴细胞亚群比例。结果：金童颗粒（18g/kg）能明显提高模型大鼠外周血 T 淋巴细胞 CD4/CD8 比例（$P < 0.05$），说明金童颗粒具有改善模型动物免疫功能的作用。

小　　结

目前中医有关抽动障碍的实验研究主要从以下几个方面进行。

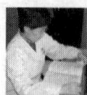

（1）中药对神经递质释放及分泌的影响　包括多巴胺、5-羟色胺、高香草酸（HVA）、去甲肾上腺素（NE）含量、儿茶酚胺氧位甲基转移酶（COMT）、兴奋性氨基酸谷氨酸（Glu）。

（2）动物行为学　自主行为、攀爬试验、动物空间认知能力等。

（3）免疫系统的影响　T淋巴细胞亚群。

虽然上述研究只是初步的，但却给我们提出一些相应的思路，以便今后的深入开展。

第三章

抽动障碍相关因素分析

由于抽动障碍的病因仍不清楚，所以目前所能探讨的暂不能说是病因，只能称其为相关因素。为了能够清楚全面地了解抽动障碍发病的相关因素，我们根据患儿家长提供孩子发病的详细情况、病情演变的全部过程、患儿出现的各种抽动症状，以及可能涉及的种种因素，结合诸多文献研究的思路，制定了一份尽可能全面的"抽动障碍相关因素问卷调查表"，并对 2006~2011 年间来我院就诊的 700 例病程超过 1 年、诊断明确的患儿及其监护人进行了详细的调查，同时用同一份调查表详细地调查了 70 例非抽动障碍儿童作为对照。调查全部是在患儿初次来我院就诊未服用药物治疗前进行的，参加咨询的医生经过认真培训，尽量避免使用诱导患儿及家长的词汇，由患儿及家长共同填写调查表，只有在患儿及家长有不明白的问题时我们的医生给予必要的解答，因此全部资料真实可靠。

根据调查组患儿的性别及年龄分布，对照组在性别、年龄方面特别选择与之相对应，故两组患儿资料无任何差异，具有可比性。其结果显示两组儿童在很多方面存在非常显著的差异，值得我们关注，其中主要包括性格方面、睡眠质量、玩游戏机的兴趣及时间、学习的主动性及成绩、家长的教育方式、胎产的异常、饮食问题、呼吸系统感染、遗尿发病率等方面均显示明显的差异。与正常儿童相比存在差异即说明对患儿有一

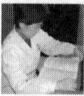

定的影响，虽然目前不能肯定上述因素在抽动障碍发病中会产生怎样的影响，但从目前我们临床治疗抽动障碍的病例来看，上述因素对本病病情的反复及病程的长短会产生一定的影响，因此可以看作是抽动障碍的相关因素，值得作为线索在今后进行深入探讨，调查结果如下（表3）。

表3　700例抽动障碍患儿与70例正常儿童相关因素调查表

	正常组	抽动组	P 值
敏感	0.27 ± 0.45	0.42 ± 0.49	0
易生气	0.38 ± 0.49	0.44 ± 0.50	0.022
易兴奋	1.77 ± 0.43	1.86 ± 0.37	0.002
易恐惧	0.42 ± 0.50	0.52 ± 0.50	0.002
易委屈	0.24 ± 0.43	0.38 ± 0.48	0
入睡慢	1.44 ± 0.50	1.78 ± 0.42	0
眠不实	1.86 ± 0.35	1.62 ± 0.49	0
易做梦	1.89 ± 0.31	1.58 ± 0.50	0
电玩时间	1.61 ± 0.91	1.69 ± 0.59	0.002
游戏机嗜好	1.89 ± 0.32	0.73 ± 1.46	0
电视内容	1.57 ± 0.50	1.66 ± 0.48	0.07
学习成绩	1.85 ± 0.36	1.52 ± 0.51	0
学习主动	1.14 ± 0.15	0.45 ± 0.50	0
家长教育严厉	1.79 ± 0.41	1.60 ± 0.66	0
监护人	1.61 ± 0.49	1.74 ± 0.56	0.95
空气污染	2.35 ± 3.40	1.65 ± 0.70	0
胎次	1.20 ± 0.43	1.58 ± 0.50	0
剖腹产	1.46 ± 0.50	1.91 ± 0.33	0
窒息	1.96 ± 0.20	1.74 ± 0.93	0
早产	1.90 ± 0.30	1.95 ± 0.24	0.007

	正常组	抽动组	P 值
哮喘	1.89 ± 0.32	1.90 ± 0.30	0.453
感冒	1.54 ± 0.52	1.55 ± 0.49	0.058
3～9 岁鼻炎	0.12 ± 0.45	0.37 ± 0.49	0
咽炎	1.76 ± 0.43	1.62 ± 0.49	0
腺样体肥大	1.86 ± 0.35	1.67 ± 0.41	0
厌食	1.65 ± 0.48	1.50 ± 0.52	0.01
遗尿	1.93 ± 0.26	1.83 ± 0.40	0

从表中可以看出：两组儿童在敏感、易生气、易恐惧、易委屈、易兴奋、入睡慢、易做梦、眠不实、学习主动、学习成绩、家长教育严厉、游戏机时间、早产、剖腹产、胎产（第几胎）、出生时窒息、腺样体肥大、咽炎、3～9 岁鼻炎史、厌食、遗尿、居住地环境污染情况等方面均有差异，这些诸多的不同目前没有足够的证据说是引起本病的原因，但可以肯定的说对患儿心理及身体的生长发育可以带来一定的影响，间接对本病的发病及恢复带来一定的影响，以下结合临床观察详细分析诸方面异常情况。

一、性格方面——患儿性格敏感，易委屈，易生气，易兴奋，易紧张，易恐惧

调查显示抽动障碍患儿平时在性格方面突出的表现是非常敏感、心事重、胆小、易紧张、易惊恐，甚至经常莫名其妙地感到恐惧、害怕。虽然抽动障碍患儿以男孩多见，但这些男孩平时性格内向，小小的年龄会顾虑、担心、惦记很多与年龄不相符的问题；而且经常把事情往坏处想，如本来功课已经非常

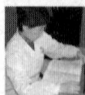

优秀，仍担心考试考不好，即使是很小的测验也会有很大的压力；或者家人晚归担心是否发生了意外；外出总是惦记门是否锁好，煤气是否关好；甚至有些孩子经常担心地球毁灭怎么办，外星人来了怎么办；还有很大的男孩白天不敢自己在家，夜晚一定要有人陪睡或一定要开灯睡觉，白天家里有人不敢自己去卫生间等等，这些表现在抽动障碍患儿身上非常常见。而且抽动障碍患儿常常感觉自己很委屈、爱哭，一点小事或一句话说得不谨慎就会掉眼泪；他们也爱生气，脾气较大，稍不如意即大吵大闹，甚至打人毁物，情绪难以控制，事后又后悔不已；还有的孩子非常固执，甚至刻板，凡事一定要按照自己的意愿或固定形式去做，没有任何商量或回旋的余地。还有的孩子易兴奋，极小的事情就眉飞色舞，大喊大叫，手舞足蹈，许久不能平静；有些患儿话多，滔滔不绝，有的则经常无缘无故嬉笑不已。

以上的方方面面是抽动障碍患儿的共性，在他们身上或多或少的存在，这些既是患儿的真实性格特征，亦可以看做是各种抽动症状出现的心理基础。我们认为正是这些极端的性格特征在某些诱发因素的作用下导致各种抽动症状的发生，甚至也是患儿病情不断反复的病理基础，这一点已在中医临床医生中达成共识，在前面的文章中已有论述，即情志因素是本病的病理基础，因此在目前本病病因病理尚不清楚的情况下对患儿治疗、调理的重点应是设法改变其病态的、极端的性格特征，改变其病理基础，以使患儿的各种症状尽快消失，并为不再出现新的症状提供保证。

二、睡眠方面——患儿入睡慢，夜眠不实，多梦易醒，坐起叫喊，夜眠走动，夜眠磨牙

抽动障碍患儿睡眠问题亦较突出，通常夜眠不实，来回翻滚，一张大床不够一个人睡；有的则是夜眠梦多，或喃喃梦呓，或噩梦纷纭；或高声叫喊，或眠中哭闹，或坐起、行走等；或睡眠很轻，微小的声音即可被吵醒；或清晨很早即醒，睡眠时间不足；或夜眠磨牙严重，声音很响，甚至经常有家长担心孩子的牙齿是否会磨碎；还有大部分患儿存在入睡慢的问题，躺在床上30分钟甚至1~2个小时不能入眠，这与患儿本身易兴奋，躺在床上难以平静有关；亦与患儿思虑多，睡前脑海里会浮现出很多事情及画面，以致久久不能入眠有关；再有临床上发现抽动障碍患儿的各种抽动表现在入睡前躺在床上时格外明显，各种抽动的动作连续不停，喉中发出的各种大小高低的叫喊、清嗓子、吸鼻子的声音及各种秽语的声音等等都在这时集中表现，严重影响患儿，使其久久不能入眠，辗转反侧，躺在床上越来越着急，越急越难入眠，每晚重复上述情况，产生一种恶性循环。患儿晚上躺在床上即开始心里紧张，担心睡不着，越睡不着各种动作声音就越多，动作声音又影响睡眠，夜间睡眠不好又影响白天的情绪，久而久之患儿的性格方面相应产生一定改变。临床发现抽动障碍患儿存在上述睡眠问题是普遍现象，而且睡眠不好时通常会使病情加重，即夜间睡眠好则白天病情轻，反之如夜间睡眠质量不好则第二天各种抽动症状明显增多。

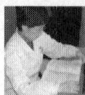

三、功课学业——患儿学习主动，大部分成绩优秀，凡事追求完美

抽动障碍患儿如不合并注意缺陷多动障碍或没有其他合并症时，大部分学习成绩非常优秀，基本上在班级、年级名列前茅。他们通常都能主动学习，自觉抓紧时间，认真努力，富有责任感，在学习上及其他各种事情上给自己定的标准非常高，追求完美，每一次考试无论是大考还是小测验都过分重视，努力争取保持第一。除功课外，在其他方面，也要争取最优异的表现，因此无形中给自己造成极大压力。同时如此优秀的孩子，家长、学校老师也寄予很高期望，不仅要求他们努力保持各项突出的成绩，更期待他们不断地突破自己，塑造完美。而这些抽动障碍患儿通常又非常敏感、懂事、善解人意，明白家长、老师对自己的一番苦心，努力拼搏尽最大的能力去达到家长、老师的要求，因此给他们造成更大的压力。重重压力长期压在孩子身上，使其无法摆脱，年幼的孩子精神及躯体发育未健全，不懂得自己化解压力、不懂放松调剂自己，终于有一天孩子不堪重负，导致各种精神行为方面的病态出现。

四、家长教育方式——标准高，要求严

上面已经说到抽动障碍患儿本身通常都是学习主动自觉，凡事高标准，努力追求完美，其自身压力已经很大，作为家长应认识到孩子这种性格本身具有正、反两方面的特征，积极引导，帮助孩子减压。但目前的家长大部分都是把自己的理想和追求全部强加给孩子，希望自己的孩子将来能够有所作为，在

人生的竞争中保持优势，因此通常采取比较严厉的教育方式，各种限制很多。其实孩子已经非常优秀了，但家长还是给予更高的要求，不仅要求孩子各门功课成绩好，还要有各种特长，给孩子报很多班，使其基本得不到足够的休息，体力严重透支，更不要说孩子应有的玩耍和娱乐。而且这些抽动障碍患儿非常敏感、懂事，很能理解父母的苦心，会拼命努力按照父母的要求去做，并且会在各方面给自己定更高的标准，他们可能会要求自己报的每一个班的成绩都要达到最优秀，即使是一个体育锻炼的班也要努力争取非常完美，使心理及体力的消耗极大，直至导致精神、体力难以承受而致发病。

五、电玩游戏——部分患儿沉溺游戏机

调查中发现一部分抽动障碍患儿嗜游戏机如狂，每日沉溺于电子游戏时间过长，紧张、激烈、刺激以及逐步升级的诱惑，使患儿本来就极易兴奋的大脑长期处于超兴奋状态不能自拔，家长稍加劝阻即大发脾气。玩游戏机时需眼睛直直盯住屏幕，脖子直挺，双手不停按动按钮，因此临床发现经常玩游戏机患儿的症状通常是眨眼、脖子动、肩动、手动。虽然玩游戏机与本病发生的相关机制仍不清楚，从临床观察来看玩游戏机可以认为是导致抽动障碍患儿病情反复迁延不愈、症状时轻时重的主要因素。而且就现有的中西医治疗抽动障碍的水平和能力来看，在完全杜绝游戏机的情况下，大部分抽动障碍的症状是可以有效控制的，但如果不能彻底地控制玩游戏机，抽动障碍的各种症状很难在短时间内得到控制。

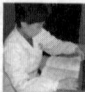

六、胎产异常——剖腹产、窒息、早产，先天不足，后天虚弱

在调查中还发现抽动障碍患儿在出生时及母亲怀孕期间出现的问题也较多，与正常儿童相比剖腹产、窒息、早产发生率明显偏高，而二三胎出生的孩子抽动障碍的发病率亦较第一胎增高。剖腹产患儿未经过产道挤压过程，难产窒息患儿神经系统有可能受到一定影响，而早产儿除胎龄不足外，通常体重亦不达标，先天发育欠佳，五脏六腑功能较正常新生儿更不完善，体质较差，不仅在体格发育有很大影响，还会影响小儿的心智发育。大部分早产儿童的脾胃功能亦较虚弱，在其后天需要大力补充营养物质，以弥补先天不足的时候，脾胃不能胜任超大负荷的工作，不能吸收足够的营养以增强体质，所以先天不足的体质得不到改善，也奠定了一部分患儿抽动障碍发生的病理基础。应该说上述胎产因素给孩子带来的影响是非特异性的，并不是所有胎产异常的儿童都会具备上述特征，而胎产因素对抽动障碍是否还有其他更特异性的影响还有待本病病因真正明确以后给予合理的解释。

七、呼吸道炎症——咽炎、腺样体肥大、鼻炎患病率高

调查显示抽动障碍患儿慢性咽炎、腺样体肥大发生率明显偏高，临床亦观察到抽动障碍患儿面部各器官的炎症均比较突出，如结膜炎、咽炎、扁桃体炎、反复口腔溃疡、唇炎及鼻炎等非常多见，而且面部五官局部的炎症明显时各种抽动症状亦相应加重。调查还发现3~9岁抽动障碍患儿鼻炎的发病率明

显高于正常儿童。为此我们随机选取 15 例患儿做鼻－鼻窦冠状 CT 检查，结果是 2 例正常，其余 13 例患儿共检出上颌窦、蝶窦、筛窦、鼻甲、鼻中隔等 35 个病灶，炎症表现非常突出。3~9 岁是抽动障碍发病的高峰期，此期患儿鼻炎的发病率明显高于正常儿童，因此不得不考虑面部五官炎症，尤其是鼻部炎症与抽动障碍的发生、病情演变、预后等存在某种相关性，值得今后进一步深入研究。

八、遗尿发生率高

调查还显示抽动障碍患儿夜间尿床发生率明显高于正常儿童。遗尿症患儿通常泌尿系统结构及功能都正常，因此西医学目前已将遗尿症划归在心理行为疾病范畴，即与抽动障碍是同一系统的疾病，其病理经过与抽动障碍亦有某些相似之处，如随着年龄的逐渐增长病情逐渐减轻，最后尿床消失。但由于二者都是原因不明的疾病，因此二者间的关系是怎样的仍不十分明确，但应该指出的是从临床来看抽动障碍兼遗尿的患儿，使用中药治疗后，抽动障碍明显好转时遗尿亦可痊愈，因此从临床用药的角度推论二者之间可能存在一定的关联。还应该指出的是不仅仅是遗尿，抽动障碍合并其他儿童心理行为疾病的情况亦较多，如注意缺陷多动障碍、强迫症、焦虑及抑郁症等，给本来就已经比较复杂的疾病带来更莫测的变化。

小　　结

我们认为以上各项抽动障碍患儿与正常儿童间的差异，均

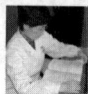

应在临床中予以特别关注，值得继续追踪，甚至可以作为今后研究的切入点深入探讨，其中我们认为最值得关注的应该是患儿心理性格方面的特征。从临床来看患儿心理性格特征是本病的病理基础，对疾病的发生、病情的轻重、病情反复迁延的过程，以及抽动障碍的预后转归等均有不同程度的影响，因此也应是临床病机分析、辨证立法、治疗用药的着眼点，以下将分别详细的分析。

第四章

抽动障碍从心肝肺论治病机分析

抽动障碍的病因目前虽不清楚，但中医治疗疾病的方法是从辨证入手，即从分析各种临床症状及体征入手，抽动障碍的中医治疗亦是从分析患儿临床的各种表现及体征入手，辨别出患儿脏腑功能失调、气血阴阳失衡之所在，而进一步施以调整，恢复气血津液的平衡及脏腑功能。因此在病因不清楚的情况下，我们在临床上仍然对大批抽动障碍患儿按照中医理论辨证用药，进行了从抽动症状到机体体质的综合调整，使其恢复健康。经过大量病例的总结，目前我们已经清楚地归纳出抽动障碍的中医病机，并用以指导临床治疗，收到很好的疗效。

抽动障碍从症状表面来看最突出、最吸引人注意的是反复抽动的动作，通常身体各部位不停的抽动是属于神经系统的疾病，但心理障碍是本病的病理基础，因此西医学将其归属于心理行为方面的疾病范畴。目前中医学虽较多的是将本病归属于肝风证，但也有越来越多的学者认可精神、心理因素在本病发病中的作用。我们根据长期的临床实践认为抽动障碍属于中医学心理情志疾病，其发病责之心、肝、肺功能的失调，其中心神失调，心气、心血不足，心神失养，心神不安为本病发生的病理基础——是本病的根本，同时肺窍不利包括鼻、咽、喉等部位的长期慢性炎症及反复呼吸道感染是本病诱发或复发的主要因素，而患儿身体各部位动摇不定的抽动症状只是本病病理过程中一段时间内突出的外在表现——属标。

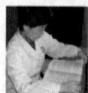

第一节　抽动障碍的病理基础
——心主神明失调

一、抽动障碍患儿的性格特征

　　临床不难发现，抽动障碍患儿在抽动动作发生前即或多或少的存在性格内向，执拗，脾气急躁易怒、暴躁、甚至狂躁，易兴奋，易紧张，易委屈，易恐惧，十分敏感，胆小自卑，甚至多疑，个别患儿有多动、孤独、强迫倾向等多种心理特征或状态；或其家族长辈患有焦虑、抑郁甚至精神分裂等疾病；加之目前国内的儿童多为独生子女，在家里自然都是过分溺爱，社会交往过少，情感不能及时释放；而学习上都被要求得过高，使孩子的精神压力过大；有些孩子沉溺于电脑游戏不能自拔，导致精神异常的兴奋、紧张，以上诸方面长期不能缓解并不断影响患儿，是抽动障碍发生的基础。患儿在出现各种抽动症状之后，明显会使其心理负担加重，所以在抽动动作发生时大部分患儿急躁、暴躁、胆小恐惧、敏感多疑等病态情绪亦加重，而且情绪改变程度通常与抽动症状的轻重呈正比，即抽动症状越重的患儿情绪变化越明显。病情严重或治疗不及时、疗效不佳的患儿，病情进一步发展，精神情志方面的症状亦非常突出，而本病的后期，通常抽动的症状可能并不明显，突出表现的是各种精神方面的症状，如强迫、狂躁、抑郁、焦虑等，也就是说本病后期的疾病发展是向精神方向转变而不是神经方向。由此可见，心理、情绪方面的症状从抽动动作出现之前，到整个抽动障碍病变的过程中，再到疾病后期病情进展出现其他的心理问题，一直都是影响患儿的主要因素。而各种抽动的动作则仅仅是本病一段时间内突出的、外在的表现，因此我们认为不仅要关注抽动的动作，更应将患儿自始至终存在的精神情志的异常视为本病发生的主要病理基础，在临床上认真对待。

二、抽动障碍的病理基础——心主神明失调

抽动障碍患儿普遍存在的性格特征及心理精神情绪方面的病变在中医学属于神志的失调。中医学"神"的含义有几层，其中一层指的是人的精神、意识、思维活动，而心主神明是指人的精神、意识、思维活动为心所主持，但同时神又分属于五脏，分为五神，即神、魄、魂、意、志。中医学"志"的含义是指人的精神、情志，即喜、怒、思、忧、恐五志，中医学同样将五志归属于五脏，即心志为喜、肝志为怒、脾志为思、肺志为忧、肾志为恐。由于心在人的精神情志活动中起主宰作用，五志情欲无不从心而发，五情所伤无不因心而感，正如张介宾在《类经》中所云："心为脏腑之主，而总统魂魄，并赅意志，故忧动于心则肺应，思动于心则脾应，怒动于心则肝应，恐动于心则肾应，此所以五志唯心所使也。"心神通过统帅这些分属于五脏的五志，以维持人体的精神和思维活动。若某脏所藏之志失常，则会引起该脏所主之志的病变，若心神失常，则会引起五志皆发生紊乱。结合临床观察到抽动障碍患儿情志失常的表现：性格内向、执拗、急躁易怒、甚至狂躁、易兴奋、易紧张、易委屈、敏感、自卑、胆小、多疑、孤独等特征，不难看出其喜、怒、忧、思、恐均有涉及，五志基本上均已发生异常，故其情志的变化不是某一脏或某几脏功能失常所能概括的，应为统领五志的心神失常所为。由此可见抽动障碍

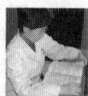

患儿在抽动动作发生之前，即已有多种情志异常的表现，并且在抽动动作出现之后，多种情绪的变化更为明显，说明心主神明的功能明显已受到影响，出现了心主神明功能失调的症状，因此我们说抽动障碍的病理基础是心主神明功能失调。

人体生命活动的正常进行，是以五脏所化生的精、气、血、津液作为物质基础的，神明活动更不例外。其中血液是生命活动和神志活动最基本、最重要的物质基础，《灵枢·营卫生会》云："血者神气也"，《素问·五脏别论》曰："心者，其充在血脉"，《灵枢·本神》亦云："心藏脉，脉舍神"，可见心、脉、血、神是融合在一体、不可分的，即心具有主血脉及运行血液以营养全身各脏腑组织器官的功能。只有血液充足，包括心在内的各组织器官才能够得到充分的营养供给，生命活动才能有所保障，神志思维才会正常；而心发挥正常的主神明功能，必定要正常消耗物质基础，即消耗营血，所以心主神明和心主血脉的功能是相辅相成的。抽动障碍患儿长期处于压抑、忧郁、焦虑、烦躁、敏感、紧张等精神状态下，也就是说心一直处于高负荷的工作状态，没能得到休息，长期过度的劳累，逐渐劳伤耗损，日久出现心气损伤；同时心过度的工作必定要耗伤物质基础，对心来说就是消耗心血，心血过度耗伤必现心血不足，所以各种过度的忧思躁烦情绪会严重的耗伤心气、心血，心血不足则心神失养，又加重神气的损伤，抽动障碍患儿上述心气、心血、心神的损伤处于一种恶性循环的状态，逐渐出现心气不足、心血营阴亏虚、心神失养，以及一系列心神相关的器官功能失养、失调的症状，如声音语言、睡眠、鼻功能、眼功能的异常等等。

明确了抽动障碍的病机为心神耗伤致心神不安、心神失调，根据中医学"有诸于内必形诸于外"的思想，临床必定会出现一定的症状表现与之相应，而最先出现的症状必定是与本病病机密切相关的表现。临床观察绝大部分抽动障碍患儿最早出现的症状是眨眼及喉中出声，我们也曾做过700例抽动障碍患儿发病因素与首发症状的问卷调查，其中绝大部分患儿最早出现的症状亦是眨眼与咽喉发出的各种声音。这两种表现首先是人的正常生理功能，在生理情况下人需要眨眼，亦需要咽喉发出各种声音，但是在眨眼或咽喉出声次数过多或程度过重时，超出了正常生理范围，则转为病态。此时病态的眨眼及喉中出声与中医风动的表现有本质的区别，它们是受意识控制的，因此我们认为此时与肝风动摇还有一段距离，而能够用来解释病态的眨眼和喉中出声同时出现的机制还应是心主神明、心主血脉功能失调所引起，所以我们认为抽动障碍最早的病位在心，心功能的失调引发眼和声音的病变，其发生的机制如下。

（一）心神失调与眨眼

从临床上来看大多数抽动障碍患儿最早出现、最突出、最顽固的症状是眼部的动作，临床常见眨眼、挤眼、瞪眼、斜视、上视、眼球转动等等。众所周知，目为肝窍，眼目出现的异常中医学大多从肝论治；但眼目除与肝的关系密切外，还与心密切相关。《内经》不但提出目为肝窍，也提出目为心窍，《素问·解精微论》曰："夫心者，五脏之专精也，目者其窍也"。因《内经》中没有进一步的解释，因此使很多人不能理解，也使这一理论被搁置。我们认为目为心窍应从以下方面来理解。

其一：心经的正经、别络和经别，皆与目直接联系。《灵

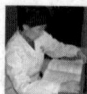

枢·经脉》曰："心手少阴之脉……其支者，从心系上挟咽，系目系"、"手少阴之别络，名曰通里……循经入于心中……属目系"。《灵枢·经别》曰："手少阴之正……出于面，合目内眦。"所以，心与目通过经络直接相连。

其二：眼目之所以能神光充沛，视觉正常，主要受心神支配。《灵枢·大惑论》说："目者，心之使也。心者，神之舍也。"《灵枢·五癃津液》亦说："心为之主，耳为之听，目为之候。"《寿世传真》认为："目乃神窍。"另一方面目窍依赖脏腑经络的精气上行充养，如《灵枢·大惑论》说："五脏六腑之精气，皆上于目而为之精"，《灵枢·五癃津液》又说："五脏六腑之津液，尽上渗于目"，五轮学说强调："眼通五脏，气贯五轮"。由此可见，目窍一时一刻亦不能脱离五脏六腑经络之精气的灌注营养，而心为"五脏六腑之大主"、"君主之官"、"心为一身之主，脏腑百骸皆听命于心"。心主血脉而藏神，统帅诸脏，驾驭神明，主宰官窍，目窍亦属其列。心神内守，窍有所主，则视物睛明；若心神失守，窍失所主，则可出现眼目诸疾。

其三：诸脉属目，而心主血脉，《素问·五脏生成篇》曰："诸脉者，皆属于目"，《灵枢·邪气脏腑病形》亦曰："十二经脉，三百六十五络，其血气皆上注于面而走空窍，其精阳气上走于目而为睛"，《灵枢·口问》又曰："目者，宗脉之所聚也"，宗脉聚于目，而心主血脉，全身的血脉统归属于心，可见目窍与心的关系就更加密切了。

由于心与目的特殊关系，在心功能失调时势必要影响目窍出现相应的病变，我们认为抽动障碍是由于患儿平素有性格内向、执拗、脾气急躁易怒甚至狂躁、易兴奋、易紧张、易委屈、易恐惧，十分敏感，胆小自卑，甚至多疑，个别患儿有多动、孤独、强迫倾向等各种病态特征，长期过度的思恐怒悲喜等情志，耗伤心气、心血，出现心主神明、心主血脉功能的异常，逐渐影响心经经脉、经络之气机运行不利，加之心血耗损，心血不足，不能上注营养眼目，心神失养，亦不能上注于目，则眼目的经脉、经络气机运行不畅，失于濡养，自然会出现患儿眨眼、挤眼、瞪眼、斜视、上视、眼球转动等等，还常见患儿眼红，个别孩子能够说出眼干、眼不适等症状。

（二）心神失调与语言声音异常

抽动障碍最早出现的另一个症状是咽喉部的异常出声，依据中医理论，人的各种声音的发出是由肺、肝、心等多个器官共同作用的结果，其中最主要的是心的功能。《素问·脉要精微论》中说："言语善恶，不避亲疏者，此神明之乱也。"汉·扬雄《法言·问神》："故言，心声也"，《难经·三十四难》直接论述为："心色赤……其声言"，《医部全录·声音门》："肺主声，心主言，肝主语"。可见心神担负着特异性的各种不同的言语功能，即所谓的"心为声音之主也"。临床上神明内守，则言语清晰；神明失守，心功能失调，神明被扰，则可能出现语言的准确性、条理性等方面的异常；反之，临床上各类疾病中凡涉及语言、声音方面的异常，中医学历来归咎于心功能的失调，要从心来治，抽动障碍亦不例外，闻患儿声音高低强弱、语言之正确与否，可知其心气之虚实、神识之清浊，予以补心安神、开窍化痰等治疗。

除喉中发出单音节的叫声外，抽动障碍中最复杂的一型——抽动-秽语综合征，该病患儿有一个特别的症状，即在不相适宜的场所出现不可控制的污秽语言、重复语言、模仿语

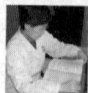

言、喃喃自语、多言多语、奇异怪声、甚至高声叫喊等各种语言及声音异常的表现，根据上述中医学语言及声音的病理变化责之于心的相关基础理论，抽动障碍患儿无论是条理不清的言语或是奇异不伦的声音之类的病变亦与心神不安、神明混乱相关，显然是心神失调所致，治疗需调理心主神明功能的失调，使神明清晰，则思路、言语、声音即可恢复正常。而反过来从抽动障碍患儿出现言语声音方面的病变亦可佐证、支持我们对抽动障碍病机的认识，即心主神明失调是本病的病理基础。

由此可见，抽动障碍患儿最早出现的眨眼及喉中出声症状，若将二者分开单独论述时，与之最密切相关的脏腑可能不是心而是其他脏腑，如单独分析眨眼症状按照中医学惯例肯定先责之肝，但与眨眼、喉中出声两个症状同时相关的脏腑只有中医学概念的心脏莫属了，所以从最早出现的症状的角度论述抽动障碍的病机当属心神失调，心神不安为宜。

（三）心神失调与睡眠异常

除各种情志的异常外，大部分抽动障碍患儿平素还存在一个突出的症状就是睡眠问题，我们对 700 例抽动障碍患儿问卷调查睡眠异常的情况，以及与 70 例非抽动障碍儿童睡眠情况相对照，结果有明显差异。临床上亦观察到抽动障碍患儿大多伴有如下睡眠异常，包括入睡慢、睡眠不实、眠易醒、夜眠梦多、说梦话、眠中叫喊、眠中哭闹、夜眠行走、眠中磨牙、遗尿等，各种情况发生率均较高。

睡眠问题在中医学可责之于心、肾、胆等不同的脏腑，但最终归于心神范畴。中医学对于睡眠的认识是以阴阳学说的理论为基础，包括阴阳学说、卫气运行学说和神主学说三种观点，其中神主学说是中医学睡眠理论的精髓。睡眠的神主学说认为睡眠和觉醒由神的活动来主宰，即心神是睡眠活动的主宰，所以心主神明功能正常，睡眠活动才能正常，而心主神明功能不正常，会引起一系列相关的功能异常，必然会导致睡眠的各种异常。正如张景岳所说："盖寐本乎阴，神其主也。神安则寐，神不安则不寐。"汉代张仲景《伤寒杂病论》虽并未明确论及神志对于睡眠的主导作用，但从他对不寐证的辨证治疗来看，如他所使用的温通心阳、镇惊安神之桂枝去芍药加蜀漆龙骨牡蛎救逆汤；养血清热、宁心安神之酸枣仁汤；滋阴降火、交通心肾之黄连阿胶汤；清宣郁热、除烦安神之栀子豉汤，都非常重视养心、安神的治法，体现了以心为不寐病机中心的特点，均从心神立论。仿效医圣后世临床上出现睡眠问题一般责之于心，从心论治，反之心主神明功能失常必定会出现睡眠问题。

抽动障碍患儿的睡眠问题不仅存在，而且各种症状表现比较多，基本上所有的睡眠问题均有涉及，而且睡眠质量的好坏与抽动症状的轻重呈正比，即睡眠好的时候抽动的部位会减少、幅度会减轻；反之，睡眠质量较差时，各种抽动的症状会明显增多，我们说心神失调的轻重与抽动的症状相关，亦与睡眠的质量相关，所以从抽动障碍患儿普遍出现睡眠异常的角度亦支持我们对抽动障碍心主神明失调病机的认识。

综上所述，抽动障碍患儿在发病的早期出现心主神明功能所管辖的各个范围如情志、睡眠、眼、声音等方面均出现异常，而且都是最早出现的症状，最顽固难以消除的症状，显然这些都是反映疾病本质的关键症状，因此从抽动障碍患儿早期出现的各类症状及这些患儿平素体质的反映均体现了本病心主神明失调的病机本质，佐证了我们对本病病机心主神明失调认

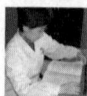

识的正确性。

三、抽动障碍的外在表现——各种肝风动摇的抽动动作

临床上抽动障碍患儿通常以各种怪异的抽动表现引起人们的注意，抽动动作大多从面部尤其眼部开始，逐渐发展到身体的各个部位，反复交替出现，我们曾看到的抽动动作大致有：眨眼、瞪眼、翻眼、斜视、皱眉、眼球转动、皱鼻、扭鼻、吸鼻子、鼻子用力出气、扭嘴、张嘴、咧嘴、吹气、面部肌肉动、摇头、点头、扭头、仰头、回头看、伸脖、耸肩、躯干扭动、抬臂、挟臂、扬手、手指屈伸、踢腿、扭臀、走路踮脚、下蹲、走路转圈、鼓或吸腹、弯腰及叹息等等不尽其数。其实这些动作通常都是人体正常的生理功能，是人体不能缺少的，缺少了会带来功能活动的某些不便。但抽动障碍患儿是在不适宜的条件下反复不断地重复自己的某一生理功能，超过了一定的限度则变为异常，西医学将这些过度重复自己的某一生理功能的表现称之为抽动（tics）或强迫症状，而非抽搐，最重要的一点是，这样的抽动是受意识控制的。虽然抽动动作本身不等同于抽搐，但其动作出现的形式却是变幻不定的。临床上看到这些过度强迫重复的动作，通常不是全部同时出现，而是每次出现1个或数个部位，且部位是不固定的，此起彼伏，反复交替变化地出现，这样变化不定的特征与中医学风的特性"主动"、"善行而数变"的性质相吻合，所以将抽动动作出现的形式看作是一种风证的表现是毫无疑问的。目前中医儿科临床亦认为肝风动摇是本病的主要病机，而我们认为此风是由情志不舒，肝失疏泄，肝阳化风及心血不足，血不养肝，筋脉失

养引起的肝风动摇。

抽动障碍还有另一部分与抽动动作并行的表现就是患儿发出的各种声音及语言的异常，我们临床上见到的声音异常的形式有：普通的清利咽喉声、非常用力大声地清利咽喉、各种喉中的怪叫声（低沉的叫声、尖叫声、大声叫喊、喉中咕咕吭吭等声）、鼻子的出气声、各种污秽语言、重复语言、自言自语及模仿语言等等。按照中医学的基础理论，本病各种不适宜的声音及秽语本身显然是由心所主而非肝所主，此前已有论述。虽然声音由心所主，但是患儿声音出现的形式却是变幻莫测的，如抽动障碍患儿发出的声调高低，声音的形式不同，且时常变化，或吐字字数不定，或重复自己及他人的语言，还有的会骂人等等，其声音的形式却是千变万化的，体现了"动"及"数变'的特性，所以我们认为从声音形式的角度表现了风动的特性。但声音形式发生明显的变化往往在病变发展到一定的程度之后，从这一角度来看风动常跟随在心主神明失常之后，由于心主神明失调病情进一步发展所致。

中医学认为心藏神，主神明，为主宰精神情志活动的器官；而另一个与精神情志活动密切相关的脏腑是肝。肝藏魂，主疏泄，喜条达而恶抑郁，抽动障碍患儿平素多有烦急暴怒、易兴奋、易紧张、易委屈、敏感、易恐惧、多疑、胆小自卑、内向及孤独等诸多情绪方面的症状，如此长期思虑不遂，情志不舒，必阻碍气机运行，导致肝不得疏泄，肝郁气滞，气逆不畅，乱动妄行，可使肝阳亢盛而生风。或由肝气郁结日久，郁热化火，致使阳气鼓动，妄行不宁，跃动不羁，形成肝风内动之证，风乘火势，火借风威，火炽风煽，使筋脉柔和之质尽失，刚暴之性太过，内风由起。或患儿每日焦虑不安，神思不

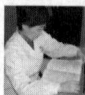

定，恐慌不已，日久天长则心血暗耗，心气不足，心神失养。心血虚，渐及肝血不足，筋脉失养，加之肝气抑郁不舒，逐渐出现肝风蠕动的表现，正如《类经》所说："怒动于心则肝应"，《灵枢·口问》所谓："悲哀愁忧则心动，心动则五脏六腑皆摇"。

需要指出的是心理情志活动是内在的，难以被家长发现，而外在的表现比较容易被发现。临床发现大部分抽动障碍患儿自幼或在出现抽动症状前的很长时间内已有烦急暴怒、易兴奋、易紧张、敏感、多疑、胆小、自卑、内向、孤独等情绪问题，家长早已熟悉孩子的这些性格特征，有很多家长甚至认为孩子禀受了父母先天脾气不好的性格特征，都习以为常，没有引起足够的重视。有一些患儿在出现了轻微的抽动症状后家长能及时发现，有些家长仍然没有在意孩子初起偶尔的抽动，直至出现多部位的明显、剧烈的抽动症状时，才引起家长的注意。由于外在的抽动动作对孩子的影响较大，所以家长在就诊时叙述的症状大多都是关于抽动的动作，仅有少数家长观察到孩子精神情志方面的改变，当然更多的家长根本没有将患儿心理情绪方面的改变与抽动症状及本病认真地联系起来。

综上所述，抽动障碍临床表现的各种抽动的症状，就其症状表现本身来说是各种生理活动动作的过度重复出现，但其表现形式却是千变万化的，与中医学风的特征相似。而这些风动的表现是外在的，是患儿平素不曾出现的，很快被家长捕捉到，引起家长的高度重视，急切要求医生予以解决的，而患儿的各种不良的心理性格特征，由于一直伴随着患儿的日常生活中，被家长未予重视或忽视，日久导致其他病变的出现。

四、肺窍不利——抽动障碍的诱发因素

1. 肺与鼻、咽、喉诸窍

临床也发现大部分抽动障碍患儿常常伴有反复的呼吸道感染，患儿平时鼻塞、流涕、咳嗽、扁桃体炎、咽喉炎等连续不断，且每次外感时抽动的症状明显加重，西医学一直将链球菌感染及其引发的一系列免疫改变视为本病发病及复发的原因之一，其他中医学同行亦发现外感能使抽动症状明显加重的现象，认为此为中医学的"外风引动内风"之象。中医学认为鼻为肺窍，肺开窍于鼻，咽喉为肺之门户，小儿的生理特点为肺脏娇嫩，肺气常虚，卫外不固，易外感，故肺、鼻、咽、喉等呼吸道长期反复感染日久不愈，导致患儿各个肺窍局部的气机不畅，出现种种不适，故需用各种动作来缓解局部的不适感，如用吸鼻子或将鼻涕向后吸来缓解鼻塞，用清利咽喉来缓解咽喉部的分泌物及异物感。再由于抽动障碍患儿长期处于思虑、忧郁、烦躁等精神状态下，耗伤心神气血，出现心气不足、心血亏虚，而心肺同居上焦，互相影响，心气、心血不足，日久会出现肺气、肺阴不足，肺阴虚，虚火灼津，肺失濡润，鼻、咽、喉等窍、户失于濡养而干燥不适，或被虚火灼伤，出现各种肺窍不利的症状，临床常见到患儿咽干不爽，时时清利，喉中有痰或异物感，大声用力或反复咳嗽，企图清除异物；或用皱鼻、扭嘴的动作来缓解鼻干、鼻痒、鼻塞不通、流鼻血等各种鼻部不适。因此我们认为抽动障碍患儿鼻、咽部的各种症状应该是抽动动作和缓解呼吸道外感及炎症带来的局部不适二者相互作用的结果，即患儿本身心气心血的耗伤，渐及肺气肺阴不足，致鼻咽部位的失濡失养失润，出现上述鼻咽

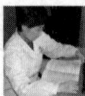

部的抽动症状；同时肺脏的薄弱又易致外感，出现鼻咽部的外感症状，两种病变作用在鼻咽部，使其症状明显加重。所以，我们说鼻咽部不利——肺窍不利是抽动障碍的诱发因素。

2. 心与鼻窍

大多数人知道鼻为肺窍，鼻部的病变当责之于肺，而鼻与心亦有极密切的关系，这方面没有引起足够的重视。早在《素问·五脏别论》中说："五气入鼻，藏于心肺，心肺有病，而鼻为之不利也。"《难经·四十难》亦说："心主臭，故令鼻知香臭"、"鼻属肺其用属心"，可见鼻部的病变不仅责之于肺，同样要责之于心，鼻知香臭是心肺共同作用的结果。反之肺功能的病变会出现鼻的症状，而心的功能失调亦应出现鼻部的病变。我们已认定抽动障碍的病机属心主神明失调，按照上述《内经》、《难经》心-鼻相关的理论，心功能的失调应会有鼻部的病变。

实际上我们在临床上观察到抽动障碍患儿除了抽动动作和声音方面的症状外，还有一项比较明显的症状就是鼻部的各种不适症状，如鼻塞、流涕等，在上述 700 例抽动障碍患儿的调查中发现约 56.13% 的患儿家长知道孩子有鼻炎史，与正常儿童相比有显著差异；还有大部分患儿有抠鼻子的习惯，鼻部各种不适症状如鼻干、鼻痒、鼻塞突出，还有一些患儿经常流鼻血。针对这一临床特征我们征得家长同意选择 15 例能够合作的抽动障碍患儿进行鼻-鼻窦冠状 CT 检查，结果发现约 86.67% 的抽动障碍患儿存在各种慢性鼻窦及鼻的炎症，约有 26.67% 出现鼻窦囊肿，因此考虑抽动障碍与反复不愈的鼻、鼻窦部的慢性炎症可能存在一定的相关性。我们在了解到鼻部炎症与抽动障碍的特殊关系后，临床治疗时重点配伍一些通鼻开窍的药味后，使鼻部症状逐步缓解，相应抽动的症状尤其是面部的抽动动作可迅速消失，佐证抽动障碍与鼻部炎症的密切相关性，同时亦给中医古籍中心－鼻相关的理论增加临床支持。

关于鼻与心的相关性，当代耳鼻喉科前辈干祖望先生在其经验集中曾指出："金代刘完素曾根据《难经·四十难》中'心主嗅'的理论，提出了'鼻塞治心'的观点，按理说鼻为肺之窍，鼻塞理应责之于肺，因此刘氏的理论不为一般人所理解，加上他未说明治心当用何方，故数百年来无人采用这一方法。"我们在临床上治疗抽动障碍的过程中发现了心神失调的疾病——抽动障碍伴有顽固的各种鼻部症状，并且逐步发现鼻部的症状是一个突出的问题，在临床的治疗中已经由一个普通症状上升到与抽动、秽语相并列重要的地位，实际上我们从临床证实了前人心－鼻相关的理论的正确性。

综上所述，通过我们的临床观察和问卷调查，结合理论分析，认为抽动障碍病机的认识应是这样的：如从患儿出现抽动动作的一段时间来看，患儿不断变换的各种抽动动作当属中医学肝风动摇之证，故此时肝风动摇的病机甚为突出，平肝熄风是此时治疗的重点。但是从抽动障碍患儿情绪变化的角度分析，从抽动障碍整个病变过程发展变化的角度来看，即从抽动动作出现之前到抽动动作十分明显再到抽动动作减退而精神症状突出时，应该认识到情绪的改变是一条暗藏的主线，一直存在于抽动障碍疾病的从始至终，并左右着本病的发展变化，因此无论在本病的任何一个阶段都应首先把握心主神明失调的病机，所以我们说从动态、变化及发展的观点来看心主神明失调是抽动障碍的主要病机，而肝风动摇只是本病一个短时间内的

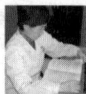

主要表现。

五、心肝肺功能失调可进一步导致脾、肾功能失调

由于患儿平素多有烦急暴怒、易兴奋、易紧张、敏感、多疑、胆小、自卑、内向及孤独等诸多情绪方面的症状，长期思虑不遂，不仅使心气、心血耗伤，肝气不舒，更进一步可逐渐影响脾、肾功能。

中医学认为心主神明、主血脉，脾主运化、主统血，心与脾之间在血液的生成与运行方面是相互联系的。脾气足则血有化源，心所主之血自能充盈，神志活动才能得到保障；心主血脉与脾主统血相互协调，以维持血液在经脉之中正常运行。若因某种原因影响心脾上述任何一方面的生理功能，心脾两脏可相互影响而形成心脾两虚证。如患儿长期思虑过度，则劳伤心脾，耗血伤神，既使心血亏耗，心神失养，又易影响脾胃生化气血，而且使脾失统血之职，加重心脾两虚证。所以抽动障碍患儿除了见心气心血不足的表现，如心悸健忘，失眠多梦，面色萎黄，还可见脾气虚弱，运化失健的表现，如腹胀腹痛，饮食减少，大便失调，神倦乏力，舌质淡嫩，苔白，脉细弱。血虚阴亏，日久及肾，可导致肝肾阴虚。

此外，抽动障碍患儿情志不遂，久郁伤肝，肝失疏泄，气机不畅，进而肝气乘克脾土，导致脾失健运，形成肝脾不和证。脾失健运，气滞湿阻，可出现纳减腹胀，便溏不爽，肠鸣矢气，腹痛泄泻，日久进一步损伤阳气，由脾虚进一步进展为肾阳虚，故长期不愈的抽动障碍患儿，又经过长期的中西药物治疗，体质较为复杂，不仅心肝肺功能异常，脾肾功能异常亦常伴随，为本病的治疗增加了难度。

第五章

抽动障碍的中药治疗要点

根据上述对抽动障碍中医病机的认识，即心主神明失调的病理基础、各种抽动动作属于肝风动摇的外在表现及肺窍不利是本病的诱发因素，拟治疗从心、肝、肺对患儿进行各个脏腑功能的调整，使之失调的功能得到恢复，故立镇心养血安神、柔肝平肝熄风、通鼻利咽开肺的治疗原则。

第一节　镇心安神、养心安神并用

根据前文对抽动障碍发病机制的认识，患儿在病变的各个不同阶段均存在一系列的情志失调，包括性格内向、执拗、脾气急躁易怒，甚至狂躁、易兴奋、易紧张、敏感、多疑、胆小及自卑等，或有强迫、孤独倾向等各种神经质特点或心理状态，平素如此"用心"过度，可致心气、心血耗伤，心气、心血不足，则血不养心，心神失养，渐及心主神明失调，所以心神失调、心神不宁是本病的病理基础。治疗时应针对主要病因，因此强调从心论治，故临床上将心神的调养放在首位。心神不宁的中药治疗主要有重镇安神和养心安神两种疗法，根据患儿存在的诸多心理性格特征及睡眠方面的问题，我们在临床上采取了两法并用，取得较好的疗效。镇心安神主要使用珍珠母、龙骨、牡蛎为主药，养心安神主要使用酸枣仁、柏子仁为主药。

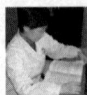

一、镇心安神——珍珠母、龙骨、牡蛎

1. 珍珠母

味甘、咸，性寒，质重镇降，归肝、心经。功能定惊安神、平肝潜阳、清肝明目，主治头痛眩晕、心悸失眠、癫狂惊痫、肝热目赤、翳膜遮睛。《中国医学大辞典》中说："此物（珍珠母）兼入心、肝两经，与石决明但入肝经者不同，故涉神志病者，非此不可。"现代药理研究证实：珍珠母具有中枢抑制的功能，可使小鼠镇静，抑制家兔脑皮层电活动。珍珠母提取液在体外具有清除 O_2^- 和 H_2O_2 的能力，人每日服用 100mg，每日 2 次，连续 20 日可提高超氧歧化酶和谷胱甘肽过氧化物酶的活性。

2. 龙骨

龙骨为古代哺乳动物如象类、犀牛类、三趾马等的骨骼化石，性平，味甘、涩，主入心经。功能镇惊安神、平肝潜阳、敛汗固精、止血涩肠、生肌敛疮，主治惊痫癫狂、怔忡健忘、失眠多梦、自汗盗汗、遗精淋浊、吐衄便血、崩漏带下、泻痢脱肛及溃疡久不收口。《本草经百种录》中说："龙骨最黏涩，能收敛正气，凡心神耗散、肠胃滑脱之疾，皆能已之。且敛正气而不敛邪气，所以仲景于伤寒之邪气未尽者亦用之。"现代药理研究证明：龙骨水煎剂 50g/kg 给小鼠灌胃可显著减少小鼠自发活动，能明显增加阈下剂量戊巴比妥钠小鼠的入睡率，可明显缩短戊巴比妥钠小鼠的入睡时间并能延长其睡眠时间。20% 龙骨水煎剂（4g/kg）给小鼠灌胃，每日 1 次，连续 4 日，具有对抗盐酸二甲氟林所致的惊厥。

3. 牡蛎

味咸，性微寒，归肝、胆、肾经。功能平肝潜阳、镇惊安神、软坚散结、收敛固涩。主治眩晕耳鸣、惊悸失眠、瘰疬瘿瘤、癥瘕痞块、自汗盗汗、遗精、崩漏及带下。现代药理研究证实：牡蛎具有镇静作用，可增强免疫功能，并能推迟运动性疲劳出现和促进疲劳恢复的作用。

在临床上发现大部分患儿及家长对本病均较恐惧，都希望用药后能够尽快看到疗效，因此治疗用药时根据中医学"急则治其标"的原则，我们将重镇安神的治疗原则放在首位，以争取尽快取得疗效，缓解家长的紧张心情，增强治疗疾病的信心，通常选取珍珠母、龙骨、牡蛎三药并用的方法，并且用量较大（15~30g），使其协同发挥作用，增加疗效，既可以潜、镇虚浮之心气，又可以安、敛怯散之心神，而且还特别使用煅龙骨、煅牡蛎以增强其安神敛神之药力。临床应注意因珍珠母性寒、牡蛎性微寒、龙骨性平，故应根据患儿体质寒热的不同分别选择用药的剂量或予以取舍。

二、养心安神——酸枣仁、柏子仁

1. 酸枣仁

性平，味甘、酸，归心、肝、胆经。有养心益肝、安神、敛汗之功，主治虚烦不眠、惊悸怔忡、体虚多汗等症，是治疗心肝血虚之心悸、失眠的要药。故《药品化义》曰："枣仁，仁主补，皮益心血，其气炒香，化为微温，藉香以透心气，得温以助心神。凡志苦伤血，用智损神，致心虚不足，精神失守，惊悸怔忡，恍惚多忘，虚汗烦渴，所当必用。"现代药理研究证实：酸枣仁具有镇静催眠作用，其水溶性提取物还能显著延长戊巴比妥钠对小白鼠的睡眠时间；其安定作用可拮抗多种中枢神经兴奋剂的作用。同时具有免疫增强作用，酸枣仁及

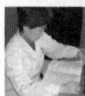

多糖每日口服0.1g/kg，共给药16日，能增强小鼠的体液免疫和细胞免疫功能，并且对放射性损伤的小鼠有一定保护作用。

2. 柏子仁

又称柏实，始载于《神农本草经》，列为上品，性平，味甘，入心、肝、肾、大肠经。具有宁心安神、敛汗生津、润肠通便之功效，可用于惊悸怔忡、失眠健忘、盗汗、肠燥便秘等症。《本草纲目》记载：柏子仁具"养心气，润肾燥，安魂定魄，益智宁神；泽头发，治疥癣"的作用。《药品化义》曰："柏子仁，香气透心，体润滋血。同茯神、枣仁、生地、麦冬，为浊中清品，主治心神虚怯，惊悸怔忡，颜色憔悴，肌肤燥痒，皆养心血之功也。"现代药理研究证实：柏子仁对前脑基底核破坏的小鼠被动回壁学习有改善作用；对损伤造成的记忆再现障碍及记忆消去促进有明显的改善；对损伤致的获得性障碍亦有改善倾向；对损伤造成的运动低下无拮抗作用。

可见酸枣仁、柏子仁的养心血、益心气作用，对抽动障碍患儿的心气、心血耗伤，心气、心血不足，心神失养，心神不宁的病机来说，是根本治疗之法。且二味药均性平质润，补心养心而不腻不燥，各类体质的患儿均可配伍，并且具有长期应用效果更显突出的特点，亦符合本病需较长久用药调理的特征，故在临床上是作为主药经常大量、重用。

第二节 柔肝熄风、疏肝理气相配

根据上述我们对抽动障碍病机的分析，患儿长期情志失调，除影响心神外，另一个受影响的脏腑即是肝脏，导致肝失疏泄，肝郁气滞日久，或郁而化火，或耗伤肝血，血虚失养，进一步发展均可导致肝风内动，故此阶段出现全身各部位交替的抽动动作及各种高低变换的语音声调，此时治疗应将熄风柔肝、疏肝理气作为最主要的辅助治疗。临床上选用白芍养血柔肝，缓解挛急，养肝血同时又有助于酸枣仁、柏子仁养心血；而上述酸枣仁味酸，除入心经养心安神外，还可入肝经补肝血，又有助于白芍养血柔肝养肝。熄风止抽则选用虫类熄风药僵蚕，祛风止痉化痰。此外，上述珍珠母、龙骨、牡蛎除具有镇心安神的作用外，亦有平肝潜阳熄风的功效，均可助僵蚕以增强熄风的作用。疏肝理气使用柴胡、枳壳，与白芍相配取四逆疏肝之意。

一、柔肝熄风——白芍、僵蚕

1. 白芍

味苦、酸，微寒，归肝、脾经。功能养血和营，缓急止痛，敛阴平肝，主治月经不调、经行腹痛、崩漏、自汗盗汗、胁肋脘腹疼痛、四肢挛痛、头痛及眩晕。现代药理研究证实：白芍对中枢神经系统有抑制作用，小鼠腹腔注射芍药苷能减少自发活动，延长环已巴比妥钠的睡眠时间，抑制因腹腔注射醋酸所引起的扭体反应和对抗戊四唑所致惊厥。同时具有极强的免疫调节作用，具有抗炎和功能依赖性的免疫调节作用；白芍总苷可通过应激对下丘脑－垂体－肾上腺轴释放的相应激素和内源性阿片肽而调节免疫功能。

2. 僵蚕

味咸、辛，性平，归肝、肺、胃经。功能祛风定惊、化痰散结、解毒利咽，用于肝风内动引起的头痛、眩晕、抽搐、瘰疬、扁桃体炎及腮腺炎，并用于风热头痛及皮肤痒疹。《本草

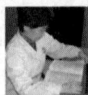

求真》曰："僵蚕，祛风散寒，燥湿化痰，温行血脉之品。"故书载能入肝兼入肺胃，以治中风失音，头风齿痛，喉痹咽肿。现代药理研究证实：僵蚕具有催眠作用，小鼠皮下注射12.5g/kg，其催眠作用与皮下注射苯巴比妥钠50mg/kg的效力相等；同时僵蚕具抗惊厥作用，能降低脊髓的兴奋性。

本病在抽动症状突出的病理阶段，熄风应是主要的治疗方法，由于抽动障碍的风动主要是由于心气、心血耗伤，心神失调，引起肝郁气滞，或肝郁化火，或血虚失养，或可由外风引动内风，出现各种肝风内动的表现，故临床将养血柔肝、平肝熄风作为本阶段的重点治法，选白芍养血柔肝最为适宜。僵蚕熄风止痉，化痰散结，既能熄内风，又能散外风，且可利咽消肿，可从诸多方面纠正抽动障碍患儿的病理状态。其性平，是虫类熄风药中药力适中之品，且其燥湿之性不甚，对抽动障碍患儿阴血虚不宜温燥过甚的特征相吻合，重要的是其无毒性，最适宜长期服用，因此僵蚕为本病最适宜的熄风药。

二、疏肝理气——柴胡、枳壳

1. 柴胡

味苦、辛，性微寒，归肝、胆经。功能和解退热，疏肝解郁，升举阳气，辛散苦泄，微寒退热，善于祛邪解表退热和疏散少阳半表半里之邪。辛行苦泄，性善条达肝气，疏肝解郁，能顺其条达之性，发其郁遏之气，既能疏肝又能和脾而解郁结。可用于寒热往来、疟疾、肝郁胁痛乳胀、头痛头眩、月经不调、气虚下陷之脱肛、子宫脱垂及胃下垂等病症的治疗。现代药理研究证实：柴胡可使肾上腺肥大和胸腺萎缩，通过促进肾上腺皮质激素释放而抗炎，也有研究认为柴胡抗炎作用与抑制组胺释放及 5 - 羟色胺等炎症介质相关。此外，柴胡具有镇静和抗惊厥作用；有效成分柴胡多糖，可使吞噬功能增强，自然杀伤细胞功能增强，提高病毒特异性抗体滴度，提高淋巴细胞转核率，提高皮肤迟发性过敏反应，从而提高免疫力。

2. 枳壳

味苦、辛、酸，性温，归肺、脾、肝、胃、大肠经。功能理气宽中，行滞消胀，用治于胸胁气滞、胀满疼痛、食积不化、痰饮内停、胃下垂、脱肛及子宫脱垂等。现代药理研究证实：枳壳具有抗过敏，对肥大细胞膜具有保护作用，增加膜稳定性，从而阻止肥大细胞颗粒脱出，达到抗过敏的作用，具有与色甘酸钠抗过敏相似的作用。

柴胡、枳壳是经典的疏肝理气之品，与白芍相配，取其四逆疏肝理气、柔肝缓急的作用。方中柴胡疏肝升清，达阳于表；枳实行结气而降浊，泻脾气之壅滞。柴胡、枳实同用，一升一降，可加强疏肝理气之功效，使木郁达之。芍药柔肝敛阴，且能和血脉，与柴胡相伍，一气一血，一散一收，相反而相成，既能增强柔肝疏肝之效，又能监制柴胡辛散伤阴和升发之性，对疏解本病肝气郁结兼有阴血不足最为适宜。

第三节　通鼻开窍、利咽化痰相佐

根据上述我们对抽动障碍病机的分析，肺窍不利虽不是本病的主要病理机制，但却是本病的主要诱发因素。本病患儿大多存在鼻部慢性炎症及反复咽炎、扁桃体炎不愈，这些肺窍的慢性炎症不仅可以加重抽动障碍的病情，而且这些炎症发生时

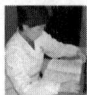

必须停止抽动障碍的治疗，改为治疗炎症，可见鼻咽部的炎症既加重抽动障碍的病情又妨碍抽动障碍的治疗，因此为了预防及治疗鼻咽部的慢性炎症，临床在治疗抽动障碍时常常配伍白芷芳香通鼻窍，牛蒡子利咽化痰，同时熄风药僵蚕又有助牛蒡子利咽，共同控制呼吸道反复感染。

一、通鼻开窍——白芷

白芷性温，味辛，归胃、大肠、肺经。功能散风除湿，通窍止痛，消肿排脓，用治于感冒头痛、眉棱骨痛、鼻塞、鼻渊、牙痛、白带及疮疡肿痛等。现代药理研究证实：白芷具有解热、镇痛与抗炎作用，白芷或杭白芷煎剂 15g/kg 灌胃，对背部皮下注射蛋白胨所致发热的家兔有明显解热作用，其效优于 0.1g/kg 的阿司匹林。白芷煎剂、醚提取物和水提取物 8g/kg（生药）灌胃，对小鼠醋酸扭体反应的抑制率分别为 69.6%、52.86% 和 40.53%；小鼠热板法试验也使痛阈明显提高，白芷煎剂 4g/kg（生药）灌胃，对二甲苯所致小鼠耳部炎症也有明显抑制作用。另有报道，白芷对小鼠夹尾和烫尾致痛无抑制作用。

白芷是治疗鼻炎的经典药味，临床治疗鼻炎的首选药味，《本草经百种录》曾曰："凡驱风之药，未有不枯耗精液者，白芷极香，能驱风燥湿，其质又极滑润，能和利血脉，而不枯耗，用之则有利无害者也。"可见白芷散风湿、通鼻窍而不伤阴。我们在病机中曾分析抽动障碍患儿有长期忧思、顾虑、躁烦的性格特征，故心气、心血必有耗伤，治疗时需时时顾护其阴血不足的特性，而白芷即散风湿通鼻窍，又不耗散正气，故对抽动障碍患儿鼻部各种病变的治疗最为恰当。

二、利咽化痰——牛蒡子

牛蒡子性微寒，味辛、平，归肺、胃经。功效疏散风热，清热解毒透疹，宣肺利咽散肿。治疗风热感冒、温病初起；风热或肺热咳嗽、咯痰不畅；咽喉肿痛；斑疹不透；麻疹初期，疹出不畅及风疹瘙痒；疮疡肿毒及痄腮等。生用可润肠通便，用于热毒所致的咽喉红肿疼痛，兼有热结便秘尤宜。现代药理研究证实：牛蒡子具有抗菌、抗病毒作用，牛蒡子水浸液在试管内对茧色毛癣菌、同心性毛癣菌、许兰黄癣菌、奥杜盎小芽孢癣菌、羊毛样小芽孢癣菌、腹股沟表皮癣菌、红色表皮癣菌、星形奴卡菌及铁锈色小芽孢癣菌等9种致病性真菌有抑菌作用。同时，牛蒡子醇提取物能够增强机体免疫系统的功能。

牛蒡子微寒，既能疏散外风又能利咽，疏散外风有助于平熄内风，利咽预防和治疗扁咽部的慢性炎症，亦曾有报道当用牛蒡子大量时治疗鼻炎有殊效，提示牛蒡子有协助白芷通鼻窍的作用，故一味牛蒡子对鼻、咽部的慢性炎症均有帮助，在方剂中配伍并长期应用最为适宜。

第四节　随症加减配伍应用

上述诸药配合谨守病机，达到镇心安神、养血熄风、疏肝柔肝、理气开窍的作用，标本兼治，故临床上即可快速起效，又可较长久应用改善患儿体质，巩固疗效，预防今后复发。在临床治疗抽动障碍时还通常根据患儿不同的抽动部位，加入一些可作用到相应局部的药物，一方面能够更好地控制局部的症状，另一方面对全身的治疗及病因的治疗会有极大的帮助。

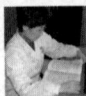

临证时根据患儿的表现，如眨眼频繁时加木贼、密蒙花以疏风明目；摇头、肩动明显时加川芎、藁本引药至肩、头部；鼓或吸肚子不止加大腹皮宽中理气；时时伸臂加桑枝舒筋通络；时时踢腿加怀牛膝引药至足膝，活血疏筋；扁桃体炎或喉中出声频频加山豆根、射干、板蓝根利咽消肿；鼻塞严重时加辛夷、苍耳子通鼻开窍；慢性咽炎不时清理咽喉加玄参滋阴化痰利咽；如患儿胆小敏感、易紧张、易惊恐时加远志、菖蒲化痰开窍；出现夜眠障碍时加夜交藤、合欢皮养心解郁安神；易汗出、心悸加太子参、浮小麦益气养阴敛汗；叹息加制香附、郁金解郁理气。

第六章

静心制动方临床应用验案

如前文所述，我们认为抽动障碍的中医病因病机系患儿平素情绪性格方面存在某些偏颇，如长期思虑忧患过度、烦急怒狂、紧张惊恐交加等，导致心气、心血耗伤，神明失养，心神不宁；或导致肝气郁结，郁极化火，渐及肝风亢动；或在外风引动及肺窍不利等诱因的作用下，出现各种神志、动作、声音等方面的异常表现。针对上述病因病机我们拟定本病治法为重镇安神、养心熄风、疏肝开肺，并自拟静心制动方，基本药物组成：珍珠母、煅龙骨、煅牡蛎、酸枣仁、柏子仁、柴胡、枳壳、白芍、白芷、辛夷、牛蒡子。临证时通常在此方的基础上根据出现抽动症状部位的不同及其他脏腑功能失调的表现随症加减。

临床应用静心制动方治疗抽动障碍，一般分为治疗期及巩固期。治疗期即患儿出现各种明显抽动动作及发声的阶段，此时中药每日1剂，集中药效，直至症状全部消失。因本病症状极易反复，故在治疗后全部症状消失且2个月内不出现任何抽动症状时，便进入临床巩固期，开始逐渐减少服药频率。巩固期是按照2日1剂、3日1剂、4日1剂、5日1剂、7日1剂的顺序逐步递减。每个疗程都要达到2个月且不出现任何症状后，再进入下一个减药疗程，如果出现症状则要维持药量，继续巩固，直到症状消失2个月后再减药。这样巩固的疗程共需1年左右的时间。经过上述完整疗程的彻底治疗后，抽动的症

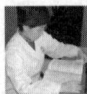

状可保持在一段时期内不再复发，从目前我们临床治疗的病例来看，已经有经系统治疗后10年左右不出现抽动症状的病例，当然要认真控制玩电脑、玩游戏机2~3年左右的时间。如果在症状消失后，不予以巩固，马上停药，一般在数月至1年左右的时间内症状可能会再次反复。从目前临床病例来看，反复的次数越多，病情就越难控制，出现合并症的机会也大大增加，因此建议家长尽量按照上述疗程坚持给孩子完成治疗。

如就诊时患儿正在口服西药治疗本病，建议在开始时中西药合用，待症状有好转后，逐渐减少西药用量。凡来我院寻求中药治疗的患儿及家长通常比较忌讳西药的副作用，经常强烈地要求快速减停西药，单独使用中药治疗。这种心情和顾虑可以理解，但此时应做好家长的工作，使其明白不能过快地停用西药，否则病情会有严重的反复。尤其是病情较重、症状较多的患儿，如减停西药过快，病情会出现不可想象的大反复。此时不仅给疾病的再次控制带来较大难度，很大可能会使患儿丧失战胜疾病的信心。因此，要权衡利弊，坚持循序渐进、稳步减少西药的原则。

我们采取的减少西药的方法是每2周减1次药量，每次仅减1/4片药，如盐酸硫必利片每片100mg，每次减1/4片，即每次减25mg；氟哌啶醇每片2mg，每次减1/4片，即每次减0.5mg。如在减药过程中症状出现反复，则应暂停减少西药用量，维持此时的剂量，调整中药配伍，待症状稳定后再继续减少西药，方法仍然是每2周减1次1/4片药。如果同时服用2种或2种以上的西药，一般先减一种西药，减停一种后再减另一种，避免多种西药同时减量或所有的西药突然骤停。我们在临床上一般根据患儿的病情先减少副作用最大的西药用量。有时患儿同时服用 2 种或 3 种不同作用的西药，也可以这几种西药轮流交替减量，减量方法同前。

近年来抽动障碍发病率逐渐增高，中西医都在尽力寻找治疗本病的有效方法。静心制动方治疗本病取得了较肯定的临床疗效，尤其是得到广大患儿及家长的认可，前来就诊的患儿也越来越多。笔者在临床上有机会遇到各种类型的抽动障碍病例，有病程长短不同的病例，有耶鲁评分轻、中、重度的病例，有各种不同中医证候的病例，同时伴有不同合并症的病例，绝大部分病例在系统治疗后症状均可消失。笔者也积累了一定的经验及相当数量的病例，以下选取有代表性的病例与大家讨论。

病例1

赵某　男　8 岁　河北人

初诊日期：2009 年 11 月 7 日

【主诉】

1 年前无明显诱因开始挤眼，逐渐加重，频繁眨眼，并出现喉中咕噜声，吐唾沫，踢腿，口吃。平素烦急易怒，胆小，纳食少，身高、体重均不达标，眠时易汗出，大便调。

查体：患儿面色黄，皮肤干，体形瘦小，舌淡红，苔薄白，咽略红，脉细。

外院查脑电图正常，抗链球菌溶血素"O"阴性。

【分析】

患儿平素烦急易怒，胆小，面色黄，皮肤干，易汗出，脉细，此为心气血不足、肝郁不舒之象，纳食少、身高及体重不达标，为脾虚胃纳欠佳、气血生化乏源所致。心虚肝郁，血虚

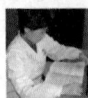

风动,逐渐出现眨眼、踢腿、吐唾沫、喉中出声等抽动的症状。治法宜养心安神,健脾生血,平肝熄风。方用静心制动方加减,血虚加当归、夜交藤补血活血,肝郁脾虚加香附、白术以疏肝健脾,加木贼、密蒙花养血明目,牛蒡子利咽。

【处方】

珍珠母^{先煎}15g	煅龙牡^{先煎}各20g	酸枣仁12g	柏子仁12g
密蒙花6g	制香附9g	柴胡6g	枳壳6g
辛夷花6g	牛蒡子6g	僵蚕9g	白芷6g
夜交藤15g	当归9g	白芍9g	木贼6g
白术9g			

二诊:2009 年 12 月 14 日

服药后眨眼明显减轻,喉中咕噜声止,情绪好转,烦躁减轻,出现清利咽喉声,自言自语,活动过度,时时腹痛,纳、眠、二便调,汗不多。

查体:面色黄,体形瘦小,舌淡红,苔白腻,咽略红,脉滑。

【分析】

服药后主要抽动症状明显减轻,表明辨证思路正确,本病为心身疾病,故情绪好转在抽动障碍的治疗中非常重要。疗效确切,基本保持原方,因患儿体形瘦小,发育慢,在理脾和胃的基础上加菟丝子脾肾同补,促进生长发育,菖蒲祛痰开窍,可治疗自言自语。

【处方】

珍珠母^{先煎}15g	煅龙牡^{先煎}各20g	酸枣仁12g	柏子仁12g
柴胡6g	枳壳6g	白芍9g	白芷6g

辛夷花6g	密蒙花6g	木贼6g	菖蒲6g
僵蚕9g	夜交藤15g	当归9g	白术9g
制香附9g	牛蒡子6g	菟丝子15g	

三诊：2010年3月5日

服药后偶尔眨眼，家人仔细观察方可见，偶有清利咽喉，吃手指，挖鼻子，纳、眠、便调。

查体：舌质红，苔薄白，咽略红，脉滑。

【分析】

服药后病情有好转，仅偶有清利咽喉、眨眼，继用上方，密蒙花加量，旨在控制眨眼。

【处方】

珍珠母^{先煎}15g	煅龙牡^{先煎}各20g	酸枣仁12g	柏子仁12g
柴胡6g	枳壳6g	白芍9g	白芷6g
辛夷花6g	密蒙花9g	木贼6g	菖蒲6g
僵蚕9g	夜交藤15g	当归9g	白术9g
制香附9g	牛蒡子6g	菟丝子15g	

四诊：2010年5月7日

患儿近日感冒，抽动症状无明显反复，仍偶尔眨眼、清利咽喉，无腹痛，纳食增加，二便调，眠好。

查体：舌质红，苔白根稍黄厚，咽红，双扁桃体肿大Ⅱ°，脉滑。

【分析】

患儿感冒后抽动症状没有明显反复，表明疗效较为确切，就诊时仍有双侧扁桃体红肿Ⅱ°，说明外感未痊愈，故减白术、

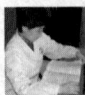

当归、菟丝子，加用板蓝根利咽消肿，舌根部苔厚配伍厚朴下气除满燥湿。

【处方】

珍珠母[先煎]15g	煅龙牡[先煎]各20g	酸枣仁12g	柏子仁12g
柴胡6g	枳壳6g	白芍9g	白芷6g
辛夷花6g	密蒙花9g	木贼6g	菖蒲6g
僵蚕9g	夜交藤15g	板蓝根9g	厚朴6g
制香附9g	牛蒡子6g		

五诊至十诊：2010年8月23日至2011年5月6日

服药后患儿抽动症状不明显，纳、眠、便调，体重身高均有增加，面色转红润，并且成绩有所提高。

查体：舌红，苔白腻，脉滑。

【分析】

患儿至此服药8个月，抽动症状已有2个月不明显，感冒后病情亦无明显反复，表明病情平稳，抽动症状短期内已消失，故考虑减药量，继续巩固疗效，预防今后抽动症状的复发。至十诊中药用量逐步递减，最后停药。

【处方】

珍珠母[先煎]15g	煅龙牡[先煎]各20g	酸枣仁12g	柏子仁12g
柴胡6g	枳壳6g	白芍9g	白芷6g
辛夷花6g	密蒙花9g	木贼6g	菖蒲6g
僵蚕9g	夜交藤15g	白术9g	牛蒡子6g
制香附9g			

本病例特点

这是一个临床最常见的病程 1 年以上抽动障碍轻症患儿标准的中药治疗用药的全部过程，目前这种类型的患儿一般在经过 6~10 个月的中药治疗后，症状基本会全部消失。症状消失 2 个月后按照前文提到的减停药量的方法，约经过 10~18 个月的巩固，可以完全停用中药。在停用中药最初的 2~3 年内建议不要玩游戏机，不吃垃圾食品，以后也尽量控制玩游戏。

病例2

刘某　男　6 岁　甘肃

初诊日期：2009 年 3 月 17 日

【主诉】

半年前开始眨眼，有时眼红，在当地医院眼科检查，以"过敏性结膜炎"外用眼药水治疗后，眨眼仍时轻时重。近 3 个月逐渐出现喉中"吭吭"出声、耸肩，又在当地医院就诊，查抗链球菌溶血素"O"、红细胞沉降率、肝肾功能、微量元素均正常，以"抽动症"予口服盐酸硫必利片治疗，并逐渐加量至目前每次 150mg，每日 3 次，症状仍无明显缓解。家长惧怕该药的副作用遂来我院寻求中药治疗。患儿平素烦躁易怒，胆小，易紧张，纳、眠、便调。

既往反复上呼吸道感染，扁桃体炎、扁桃体化脓、鼻炎反复不愈，每月发热 1~2 次。

查体：舌红有裂纹，苔微黄、厚，脉滑，咽红，扁桃体肿

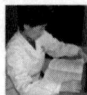

大Ⅱ°。查脑电图正常。

【分析】

患儿反复扁桃体炎、扁桃体化脓，经常发热，并舌有裂纹，表明患儿平素为阴虚内热之体，且敏感、胆小、易紧张，有长期情志失和病史，过度思虑，使阴血耗伤，则心神失养，渐及虚风内动。近日扁桃体炎未愈故见舌苔微黄厚，脉滑。治疗以滋阴清热、平肝熄风为法，方用静心制动方加麦冬、玄参以滋阴，加射干、板蓝根利咽，眨眼加蔓荆子、白蒺藜。现患儿服用较大剂量盐酸硫必利片，不能骤然停药，拟缓慢减停该药。方法是每2周减1次，每次减25mg，从早晨减起。

【处方】

珍珠母^{先煎}15g	生龙牡^{先煎}各20g	酸枣仁12g	柏子仁12g
柴胡6g	枳壳6g	白芍9g	僵蚕9g
射干6g	板蓝根9g	牛蒡子6g	蔓荆子9g
白蒺藜9g	白芷6g	麦冬9g	玄参9g

二诊：2009年4月23日

服药后抽动症状不明显，喉中"吭吭"声止，出现鼻塞，流鼻涕，纳食不多，大便偏干，每日一行，眠好。

查体：口唇干裂，舌质红有裂纹，苔黄，脉细。

【分析】

患儿病程仅半年，抽动症状表现不多，尚属轻症，且目前仍处于中西药同时服用阶段，故服用中药后疗效突显，症状很快全部消失，疗效确切。这种情况临床较多见，即使病程较长、症状较多的抽动障碍患儿，中西药同时服用，症状亦可很快得到控制。患儿口唇干裂、大便干、脉细仍为阴虚失濡养之症，故配伍凉血滋阴的生地。

【处方】

珍珠母^{先煎}15g　生龙牡^{先煎}各20g　酸枣仁12g　柏子仁12g

柴胡6g　　　枳壳6g　　　　白芍9g　　　僵蚕9g

射干6g　　　板蓝根9g　　　牛蒡子6g　　蔓荆子9g

白蒺藜9g　　白芷6g　　　　麦冬9g　　　玄参9g

生地12g

三诊：2009 年 6 月 30 日

服药后抽动症状不明显，仍流鼻涕，眠好，眠轻打鼾。

查体：舌质红，苔黄腻，脉弦细。

【分析】

因患儿处于中西药同时服用的治疗阶段，故效果十分明显，没有任何抽动症状，现早晨的盐酸硫必利片已减完，开始减中午的盐酸硫必利片，原则还是 2 周减 1/4 片即 25mg，配合中药 1 日 1 剂。

【处方】

珍珠母^{先煎}15g　生龙牡^{先煎}各20g　酸枣仁12g　柏子仁12g

柴胡6g　　　枳壳6g　　　　白芍9g　　　僵蚕9g

射干6g　　　板蓝根9g　　　牛蒡子6g　　蔓荆子9g

白蒺藜9g　　白芷6g　　　　麦冬9g　　　玄参9g

生地12

四诊：2009 年 9 月 14 日

服药后抽动症状不明显，纳好眠好，大便调，烦急减少，脾气好转，眠时打鼾。

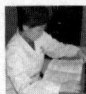

查体：舌质红，苔黄腻，脉滑，咽红。

【分析】

现患儿处于逐渐减西药药量同时服中药的治疗阶段，中西药合用症状不明显，现早上、中午的盐酸硫必利片均已减停，仅晚上服用，嘱患儿家长回去继续减盐酸硫必利片，配合中药1日1剂。

【处方】

珍珠母^{先煎}15g	生龙牡^{先煎}各20g	酸枣仁12g	柏子仁12g
柴胡6g	枳壳6g	白芍9g	僵蚕9g
射干6g	板蓝根9g	牛蒡子6g	蔓荆子9g
白蒺藜9g	白芷6g	麦冬9g	玄参9g
生地12g			

五诊：2009年11月25日

服药后抽动症状出现，眨眼，眼红，自觉烦热，眠好，大便调。

查体：舌尖红，苔白腻，脉滑，咽红。睑结膜充血明显。

【分析】

现患儿盐酸硫必利片已减至25mg/d，症状出现眨眼，但同时睑结膜充血，考虑不除外患儿存在眼部炎症，结合自觉烦热症状，辨为肝火上炎之象，故加栀子、赤芍、青葙子等中药以清肝泄火明目，中药剂量维持1日1剂，继续减停西药，观察病情变化。

【处方】

珍珠母^{先煎}15g	生龙牡^{先煎}各20g	酸枣仁12g	柏子仁12g
柴胡6g	枳壳6g	赤芍9g	僵蚕9g

射干 6g	板蓝根 9g	牛蒡子 6g	蔓荆子 9g
青葙子 9g	白芷 6g	麦冬 9g	玄参 9g
生地 12g	栀子 12g		

六诊：2009 年 12 月 25 日

服药后出现眨眼，喉中发出"吭吭"声，偶尔出现秽语，烦躁易怒，汗多，纳好，大便调。

查体：口唇红，舌红苔白，脉滑，咽红。

【分析】

因减停西药故患儿症状出现明显反复，喉中出声明显故加重利咽的药物，使用板蓝根、射干、牛蒡子，眨眼明显加夜明砂、木贼，秽语加菖蒲、郁金以祛痰开窍。

【处方】

珍珠母^{先煎}15g	生龙牡^{先煎}各 20g	酸枣仁 12g	柏子仁 12g
柴胡 6g	枳壳 6g	赤芍 9g	僵蚕 9g
射干 6g	板蓝根 9g	牛蒡子 6g	木贼 9g
青葙子 9g	白芷 6g	麦冬 9g	玄参 9g
菖蒲 6g	郁金 6g	夜明砂 6g	

七诊：2010 年 1 月 29 日

服药后症状减轻，秽语、清利咽喉均消失，仍有眨眼，偶尔摇头，咽痛，睡前鼻塞，自述鼻干，纳少，眠便可。

查体：口唇红，舌质红，苔白腻，脉滑。

【分析】

现使用纯中药治疗，病情已控制，症状逐渐减少，表明辨证思路正确，效不更方。

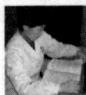

【处方】

珍珠母^{先煎}15g	生龙牡^{先煎}各20g	酸枣仁12g	柏子仁12g
柴胡6g	枳壳6g	赤芍9g	僵蚕9g
射干6g	板蓝根9g	牛蒡子6g	木贼9g
青葙子9g	白芷6g	麦冬9g	玄参9g
菖蒲6g	郁金6g	夜明砂6g	

八诊：2010年3月27日

服药后仅偶尔出现扭颈，近日咳嗽，有少量白痰，眠时打鼾，脾气急，胆小，纳少，二便调。

查体：口唇红，舌质红，苔黄根厚，脉滑。

【分析】

服药后抽动症状进一步减少，近日感冒抽动症状亦未见反复，知纯中药已将病情完全控制，偶尔出现扭颈故加藁本。

【处方】

珍珠母^{先煎}15g	生龙牡^{先煎}各20g	酸枣仁12g	柏子仁12g
柴胡6g	枳壳6g	赤芍9g	僵蚕9g
射干6g	板蓝根9g	牛蒡子6g	木贼9g
青葙子9g	白芷6g	麦冬9g	玄参9g
藁本6g	郁金6g	菖蒲6g	夜明砂6g

九诊：2010年6月2日

服药后抽动症状消失，纳可，便可，鼻塞，脾气急，口吃。

查体：舌质红，苔薄腻，脉滑，咽红。

【分析】

至此西药全部停用，纯中药治疗已将病情完全控制，症状全部消失，且维持2个月没有明显的抽动症状，故可以开始减中药，改为2日服1剂中药。

【处方】

珍珠母^{先煎}15g	生龙牡^{先煎}各20g	酸枣仁12g	柏子仁12g
柴胡6g	枳壳6g	赤芍9g	僵蚕9g
射干6g	板蓝根9g	牛蒡子6g	木贼9g
青葙子9g	白芷6g	麦冬9g	玄参9g
藁本6g	郁金6g	菖蒲6g	夜明砂6g

十诊至十五诊：2010年8月13日至2011年7月23日

病情平稳，每2个月减中药剂量1次，从3日1剂减至7日1剂。病情平稳，无明显症状，继续维持7日1剂，巩固3个月后停服中药。

本病例特点

本病例为抽动障碍阴虚内热证的中医治疗用药方法及服用中药后减停西药的全部过程。因小儿素有"阳常有余，阴常不足"的生理病理特征，故阴虚内热体质在儿童较常见，抽动障碍阴虚内热证的患儿亦较常见。由于本病例患儿开始就诊时已服用较大剂量的盐酸硫必利片，因此前五诊约花费近半年的时间逐步减停西药，然后纯中药治疗、巩固、稳定病情，最后减停中药。

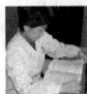

病例3

许某　男　9岁　辽宁

初诊日期：2009年12月22日

【主诉】

1年前始眨眼，在当地就诊，查脑电图、抗链球菌溶血素"O"等均正常，诊断"抽动症"，但未服药治疗。1个月前无明显诱因症状突然增加，频繁眨眼，耸肩，鼓肚子，清利咽喉，且口唇干裂月余不愈。平素烦急易怒，胆小，纳眠便可。

自幼遗尿，每晚大约尿3次。近3年每于冬天口唇干裂难愈，至春暖时逐渐好转。

查体：就诊时频繁舌舔口唇，下唇正中深裂痕出血，唇周色素沉着，面色黄，面部皮肤干，舌淡红苔薄白，脉细，咽略红。

【分析】

患儿连续3年每于冬天口唇干裂，面色黄，面部皮肤干，舌淡红，苔薄白，脉细，辨证属阴血不足之体，血虚失养则虚风内动，故现眨眼、耸肩等抽动症状。治疗予养阴补血、安神疏肝法，使用静心制动方加减，方中加用石斛、芦根、当归、夜交藤滋阴养血，密蒙花亦为养血明目之品，鼓肚子加大腹皮，耸肩加川芎。临床上抽动障碍伴遗尿较常见，此例患儿每晚均尿3次，实属遗尿重症，但鉴于目前集中治疗抽动障碍，遗尿暂未予治疗。

【处方】

| 珍珠母^{先煎}15g | 煅龙牡^{先煎}各20g | 酸枣仁12g | 柏子仁12g |
| 柴胡6g | 枳壳6g | 白芍9g | 芦根15g |

僵蚕9g	白芷6g	辛夷6g	牛蒡子6g
密蒙花9g	木贼9g	石斛12g	当归12g
川芎6g	大腹皮6g	夜交藤15g	

二诊：2010年1月19日

服药后症状先好转后又反复，目前仍眨眼，吸鼻子，偶尔皱鼻子，鼻塞，喉中有痰，清利咽喉，睡前全身抖动，口唇裂痕已愈，仍口唇干红，不时用舌舔口唇，胆小，烦急，纳眠便调。

查体：舌红，苔微黄厚，脉滑，咽红。

【分析】

服药后舌苔干厚，鼻咽出现各种明显不适，恐养血药当归性温，使内热加重熏烁鼻咽，故减去。加重牛蒡子用量以利咽，并加南、北沙参养肺胃之阴，焦槟榔助消积化滞。

【处方】

珍珠母^{先煎}15g	煅龙牡^{先煎}各20g	酸枣仁12g	柏子仁12g
柴胡6g	枳壳6g	白芍9g	芦根15g
僵蚕9g	白芷6g	辛夷6g	牛蒡子9g
密蒙花9g	木贼9g	石斛15g	夜交藤15g
川芎6g	焦槟榔6g	南北沙参各9g	

三诊：2010年2月22日

服药后家长诉患儿遗尿已止，并夜间有尿时自己能醒，但仍清利咽喉明显，耸肩，偶尔眨眼，无鼻塞，烦急，纳眠便调。

查体：舌质红，苔薄黄，脉细。

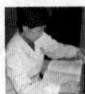

【分析】

在临床上抽动障碍患儿伴遗尿现象较常见，因家长对抽动障碍的治疗最为迫切，故最初治疗用药先集中在抽动症状方面，此例患儿主要予滋阴养血熄风，加少量局部抽动症状的对症用药，但患儿遗尿仍能好转，应是经中医整体辨证调理后，使患儿阴阳平衡，气血条达，则诸症自愈，亦说明辨证用药符合患儿体质，故继续按此法治疗。患儿出现清利咽喉明显加板蓝根利咽，心烦加用麦冬养阴除心烦。

【处方】

| 珍珠母^{先煎}15g | 煅龙牡^{先煎}各20g | 酸枣仁12g | 柏子仁12g |

珍珠母^{先煎}15g　煅龙牡^{先煎}各20g　酸枣仁12g　柏子仁12g

柴胡6g　　　枳壳6g　　　白芍9g　　　芦根15g

僵蚕9g　　　白芷6g　　　辛夷6g　　　牛蒡子9g

密蒙花9g　　木贼9g　　　石斛15g　　板蓝根9g

川芎6g　　　麦冬9g　　　南北沙参各9g

四诊：2010年4月26日

服药后仍有肩动，皱鼻，清利咽喉，自觉咽痒，烦躁，纳眠便调。

查体：舌质红，苔薄少，脉弦细，咽红。

【分析】

此次服药后症状改善不明显，抽动动作仍停留在肩、鼻、咽喉部位，故加重鼻咽部的用药，鼻部白芷、辛夷、苍耳子齐用，咽部板蓝根、射干、牛蒡子齐用，并用玄参滋阴利咽。

【处方】

珍珠母^{先煎}15g　煅龙牡^{先煎}各20g　酸枣仁12g　柏子仁12g

柴胡6g　　　枳壳6g　　　白芍9g　　　芦根15g

僵蚕 9g	白芷 6g	辛夷 6g	牛蒡子 9g
密蒙花 9g	苍耳子 6g	石斛 15g	板蓝根 9g
川芎 6g	南北沙参各 9g	玄参 9g	射干 6g

五诊：2010 年 6 月 12 日

服药后仍有吸鼻，自觉鼻干，清利咽喉，咬指甲，患儿易生气，近日纳差，眠便可。

查体：舌质红，苔薄黄，脉滑，咽红。

【分析】

服药后鼻咽部症状未见改善，患儿仍觉鼻干，故加重滋阴润肺药物，加用天冬。

【处方】

珍珠母^{先煎}15g	煅龙牡^{先煎}各20g	酸枣仁 12g	柏子仁 12g
柴胡 6g	枳壳 6g	白芍 9g	天麦冬各 9g
僵蚕 9g	白芷 6g	辛夷 6g	牛蒡子 9g
密蒙花 9g	苍耳子 6g	石斛 15g	板蓝根 9g
玄参 9g	南北沙参各 9g	射干 6g	芦根 15g

六诊：2010 年 8 月 17 日

服药后抽动症状不明显，在突然受到惊吓后出现偶见眨眼，继续服药后眨眼消失，纳、眠、便调。

查体：舌红，苔黄，舌根苔厚腻，脉滑。

【分析】

抽动障碍患儿性格大多敏感、胆小、易紧张，临床发现惊吓对本病有较大影响。本患儿在服药期间曾受较明显的惊吓一次，症状有轻微反复，没加任何特殊治疗症状再次消失，说明

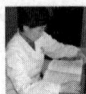

病情比较稳定，且2个月抽动症状已完全不明显，予以减药，继用前方，改为2日1剂。

【处方】

珍珠母^{先煎}15g	煅龙牡^{先煎}各20g	酸枣仁12g	柏子仁12g

珍珠母^{先煎}15g　煅龙牡^{先煎}各20g　酸枣仁12g　柏子仁12g

柴胡6g　　　枳壳6g　　　白芍9g　　　天麦冬各9g

僵蚕9g　　　白芷6g　　　辛夷6g　　　牛蒡子9g

密蒙花9g　　苍耳子6g　　石斛15g　　板蓝根9g

玄参9g　　　南北沙参各9g　射干6g　　　芦根15g

七诊至十三诊：2010年10月14日至2011年7月12日

服药后抽动症状不明显，患儿脾气急，不愿意写作业，写作业时发脾气较多，注意力欠集中，成绩好，纳眠可，二便调。

查体：舌红，苔薄白，脉滑。

【分析】

患儿治疗后抽动症状全部消失，无明显不适。出现注意力不集中，但成绩较好，不愿意写作业是目前孩子的通病，也是由于课业负担较重造成的，可不予特殊处理，继续减停中药。

本病例特点

本病例为抽动障碍辨证属心肝阴血不足证合并遗尿症的中医治疗用药方法。应特别指出的是：抽动障碍合并遗尿症临床较常见，通过对此类患儿的治疗我们发现，临床单纯使用中药，治疗从心主神明入手，采用重镇安神、养心疏肝，兼以开窍，不再加其他收涩止遗的中药，仍能较快地治愈遗尿。故从心辨证施治可为遗尿的治疗提供新的诊疗思路。

病例4

侯某　男　18 岁　山西

初诊日期：2009 年 6 月 15 日

【主诉】

7 年前开始眨眼，逐渐出现清利咽喉声，症状时轻时重，未予治疗。1 年前开始鼓肚子，在当地医院就诊，诊断为抽动障碍，予口服盐酸硫必利片每次 50mg，每日 2 次。1 个月前开始喉中出怪叫声，并声音逐渐加大，伴频频清利咽喉，不久又出现点头、叩牙，再次在当地医院就诊，予盐酸硫必利片每次加量至 75mg，每日 2 次，加服氯硝西泮 1mg，每日 2 次。仍不能控制病情，并且在家说话越来越少，脾气越来越暴躁，曾有几次摔东西，但发过脾气后又非常后悔。近日又出现全身抖动，遂来我院就诊。刻下患儿眨眼频作，鼓肚子，大声清利咽喉伴点头，时时身体抖动，偶尔手动，鼻塞不明显，喉中有痰，纳食、二便、睡眠正常。

平素有反复呼吸道感染史，过敏性鼻炎史。外院脑电图、颅脑核磁检查均正常。

查体：面色黄暗，舌淡红，苔白腻，脉滑。

现口服盐酸硫必利片每次 75mg，每日 2 次；氯硝西泮 1mg，每日 2 次。

【分析】

患儿抽动障碍病史已长达 7 年，脾气越来越暴躁，已出现摔砸东西，说话越来越少，表明不仅抽动症状越来越多，且情志损伤亦逐渐加重，已有神窍偶尔被蒙蔽的现象。面色黄暗，

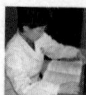

舌淡红，苔白腻，脉滑，说明痰湿较重，综合分析此患儿证属心神不宁，心血暗耗，肝木亢盛，克伐脾土，致脾虚水湿内停，化为痰饮，蒙蔽心窍。

此外，临床发现服用抗精神失常类西药包括盐酸硫必利片、氟哌啶醇及氯硝西泮、托吡脂等药治疗抽动障碍，尤其是长期服用该类药物的患儿，多见面色黄暗晦滞，动作、语言缓慢，体态偏胖，舌淡红，舌苔白腻，体质属于中医学心脾血虚、痰湿内蕴范畴。

治疗予重镇安神、化痰开窍、养血补心、疏肝制动，用静心制动方加味，原方加郁金、制香附清心解郁除烦；菖蒲、远志化痰开窍，益智安神；夜交藤养血补心；全蝎化痰熄风；川芎治头动；牛蒡子治喉中出声；白术健脾化痰；大腹皮治鼓肚子；木贼治眨眼，诸药合用标本兼治。

开始使用中药治疗后，建议患儿逐步减西药，因目前服用2种西药，临床上一般先减副作用大的，或2种西药轮流交替减，但一般剂量仍为每次减1/4片。本例患儿予先减氯硝西泮，每次减0.25mg，每2周减1次，先从早晨减起。

【处方】

珍珠母^{先煎}30g	煅龙牡^{先煎}各30g	酸枣仁20g	柏子仁20g
柴胡9g	枳壳9g	白芍12g	菖蒲9g
僵蚕12g	白芷6g	辛夷6g	郁金9g
制香附9g	川芎6g	牛蒡子9g	夜交藤20g
木贼9g	大腹皮9g	全蝎6g	白术12g
远志9g			

二诊：2009年7月7日

服药后患儿眨眼止，鼓肚子减轻，怪叫声减小，但用力清利咽喉声更明显，点头，全身抖动，倦怠乏力，烦急易怒，纳眠便调。

查体：舌质暗淡，有裂纹，苔干厚，脉滑，咽红。

【分析】

服中药后虽减少氯硝西泮用量，但症状仍有改善，方药有效，表明辨证准确，患儿确属心脾血虚、肝郁痰湿之体，舌质暗说明肝郁血瘀明显，舌有裂纹说明阴血不足，故加鸡血藤增强养血活血、清利咽喉；喉声明显加入射干。西药氯硝西泮已减掉0.5mg，按原方案继续减西药。

【处方】

珍珠母^{先煎}30g	煅龙牡^{先煎}各30g	酸枣仁20g	柏子仁20g
柴胡9g	枳壳9g	白芍12g	菖蒲9g
僵蚕12g	白芷9g	鸡血藤20g	郁金9g
制香附9g	川芎6g	牛蒡子9g	夜交藤20g
木贼9g	射干9g	全蝎6g	白术12g
远志9g			

三诊：2009年8月14日

服药后出声已不明显，仅有喉中偶尔轻微出声，有时点头，烦急明显减轻，脾气好转，但自觉烦热，纳好、眠好、二便调。

查体：舌质红，苔白，脉滑，咽略红。

【分析】

现西药氯硝西泮已减完，仍口服盐酸硫必利片每次75mg，每日2次，此时中西药联合应用，故各项症状明显减轻，疗效明显。西药的抑制作用减少，又时值夏季，故患儿自觉烦热，减少温补的白术、夜交藤，减温燥熄风的全蝎。嘱患儿开始减盐酸硫必利片，仍是2周减1/4片。

【处方】

珍珠母^{先煎}30g	煅龙牡^{先煎}各30g	酸枣仁20g	柏子仁20g
柴胡9g	枳壳9g	白芍12g	菖蒲9g
僵蚕12g	白芷9g	鸡血藤20g	郁金9g
制香附9g	川芎6g	牛蒡子9g	芦根15g
木贼9g	射干9g	连翘9g	辛夷6g
远志9g			

四诊：2009年10月16日

服药后偶尔眨眼，大笑后喉中出怪声，说话声音嘶哑，吃手指甲，仍烦急，纳好、二便调、眠好。

查体：舌质红，有裂纹，舌苔薄少，脉滑，咽红。

【分析】

现盐酸硫必利片已减至每次50mg，每日1次，随着西药递减，患儿真实体质出现：舌质红，有裂纹，舌苔薄少，声音嘶哑，皆为阴虚之象，故减温燥化痰开窍的菖蒲、远志，加石斛滋肺胃阴，加板蓝根利咽。

【处方】

珍珠母^{先煎}30g	煅龙牡^{先煎}各30g	酸枣仁20g	柏子仁20g
柴胡9g	枳壳9g	白芍12g	芦根15g
僵蚕12g	白芷9g	鸡血藤20g	郁金9g
制香附9g	川芎6g	牛蒡子9g	板蓝根12g
木贼9g	射干9g	石斛12g	

五诊：2010 年 12 月 5 日

服药后患儿偶尔眨眼，鼓肚子，胆小易紧张，偶尔鼻塞，纳眠便调。

查体：舌质红，苔薄少，脉弦细，咽红。

【分析】

现盐酸硫必利片已全部减停，症状有少量反复，出现眨眼、鼓肚子，予调整用药，继续单独使用中药治疗。苔薄少、脉弦细，知为阴虚之体，加南北沙参；鼻塞加苍耳子；胆小易紧张在抽动障碍患儿身上非常常见，西药减停后又出现此症状，故加远志安神。

【处方】

珍珠母^{先煎}30g	煅龙牡^{先煎}各30g	酸枣仁 20g	柏子仁 20g
柴胡 9g	枳壳 9g	白芍 12g	远志 9g
僵蚕 12g	南北沙参各 12g	白芷 9g	郁金 9g
苍耳子 6g	密蒙花 9g	牛蒡子 9g	芦根 15g
木贼 9g	射干 9g	石斛 12g	板蓝根 12g

六诊：2010 年 1 月 26 日

服药后脾气烦急明显好转，喉中发出"嗯嗯"声，患儿自觉喉中有痰，平素易鼻塞，纳、眠调。

查体：舌质红，苔薄少，脉弦细，咽红。

【分析】

现单纯使用中药治疗，症状时重时轻，反复不定，但程度不重，故仍坚持用原方控制症状，继续改善患儿体质。

【处方】

珍珠母^{先煎}30g　煅龙牡^{先煎}各30g　酸枣仁 20g　柏子仁 20g

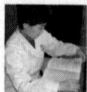

柴胡 9g	枳壳 9g	白芍 12g	远志 9g
僵蚕 12g	南北沙参各 12g	白芷 9g	郁金 9g
苍耳子 9g	密蒙花 9g	牛蒡子 9g	芦根 15g
木贼 9g	射干 9g	石斛 12g	板蓝根 12g

七诊：2010 年 4 月 28 日

服药后患儿出现语言重复，嘴中发出"噗噗"的爆发音，自觉咽痒，清利咽喉声，喉中有痰，胸闷，饮食、睡眠、大便正常。

查体：舌质红，苔薄白，脉弦。

【分析】

近日患儿症状集中在声音方面，各种声音包括重复语言、爆破音、清利咽喉声交替出现，根据中医基础理论可知应从心肺入手治疗，故予菖蒲、远志、郁金开窍，玄参、牛蒡子、射干、板蓝根利咽滋阴。

【处方】

珍珠母^{先煎}30g	煅龙牡^{先煎}各 30g	酸枣仁 20g	柏子仁 20g
柴胡 9g	枳壳 9g	白芍 12g	远志 9g
僵蚕 12g	南北沙参各 12g	白芷 9g	郁金 9g
苍耳子 9g	密蒙花 9g	牛蒡子 9g	芦根 15g
木贼 9g	射干 9g	石斛 12g	板蓝根 12g
玄参 12g	菖蒲 9g		

八诊：2010 年 6 月 12 日

服药后患儿各项症状不明显，自觉喉中有痰，说话声音略嘶哑，纳眠可，大便调。

查体：舌红，苔白腻，脉弦，咽略红。

【分析】

患儿症状已不明显，仍以原方巩固治疗，改善体质。

【处方】

珍珠母^{先煎}30g　煅龙牡^{先煎}各30g　酸枣仁20g　柏子仁20g

柴胡9g　　　　枳壳9g　　　　白芍12g　　远志9g

僵蚕12g　　　南北沙参各12g　白芷9g　　郁金9g

苍耳子9g　　　密蒙花9g　　　牛蒡子9g　芦根15g

木贼9g　　　　射干9g　　　　石斛12g　　板蓝根12g

玄参12g　　　菖蒲9g

九诊至十四诊：2010年8月11日至2011年10月8日

症状不明显，自觉偶有喉中有痰，清利咽喉出声，纳可，二便调。

查体：舌红，苔薄白，脉弦滑。

【分析】

患儿病情稳定已有一段时间，可给予减药巩固治疗。患儿病史虽长，但病情加重时间不长，故初诊时症状表现虽较重，经过患儿认真配合治疗，恢复较快。

本病例特点

本病例为心脾血虚肝郁、痰湿蒙窍证抽动障碍，病史较长且服用西药时间较长，剂量较大，服药种类较多时的中医治疗用药方法和中药调整特点，以及同时服用2种治疗抽动障碍西药减停方法的全程记录。抽动障碍病程较长时常合并其他心理

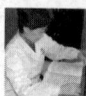

精神方面的障碍，此时病情虽复杂，但认真分析病情，仔细辨证，中药治疗此类患儿的疗效仍较为满意。

病例5

朱某　男　15岁　内蒙古

初诊日期：2008年12月7日

【主诉】

8年前患抽动症，在当地治疗后症状时有时无。1年前症状复发，出现点头、叩牙，烦急易怒，自觉胸闷异常，在家里坐不住，需不时外出走动胸闷方可缓解。在当地就诊，查心电图、抗链球菌溶血素"O"、心肌酶、脑电图等均正常，予服盐酸硫必利片治疗，症状无明显好转，又配合氟哌啶醇同时服用，症状仍不缓解。近日出现脾气怒狂打人的情况2次，遂来我院就诊。患儿平素纳食不多，自觉困倦，大便偏干，每日一行，胆小，眠入睡慢，一般在床上辗转40~60分钟左右方可入睡。

查体：舌质红苔白腻，脉弦滑。听诊心肺（-），咽（-）。

现服盐酸硫必利片每次100mg，每日2次；氟哌啶醇2mg，每日2次。

【分析】

患儿烦急易怒，胸闷异常，在家里坐不住，需不时外出走动方可缓解，并出现脾气怒狂打人的情况，纳食不多，自觉倦怠，苔白腻，脉弦滑，辨证属心火肝郁、脾虚痰蒙证，有扰乱神明的先兆，故治疗予重镇安神、化痰开窍、疏肝健脾、熄风止痉。用静心制动方加味，加用菖蒲、远志、郁金、胆南星、制香附、白术等开窍化痰，疏肝健脾，加用全蝎、蝉蜕熄风。

因病情较重，暂时先不减西药。

【处方】

珍珠母^{先煎}30g	煅龙牡^{先煎}各30g	酸枣仁15g	柏子仁15g
柴胡6g	枳壳6g	白芍9g	僵蚕9g
白芷6g	辛夷6g	川芎6g	羌活6g
菖蒲9g	远志9g	白术12g	郁金9g
全蝎6g	蝉蜕9g	制香附9g	胆南星6g

二诊：2009 年 1 月 9 日

服药后患儿仍烦急，坐不住，需外出行走，但不再打人，叩牙，点头，眨眼，纳可便调，倦怠减轻，入睡慢减轻，约能在 30 分钟内能入睡。

查体：舌质红，苔白厚干，脉弦细。

【分析】

服药后患儿因倦减轻、睡眠好转，仍有烦急，坐不住，故肝郁不舒症状明显，宜加重疏肝药物，配用川楝子，叩牙加大腹皮。长期应用抗精神病类药物，常常会使人倦怠乏力、多困睡、苔白腻等类似中医脾虚痰湿内盛的症状，对病情恢复不利，故建议患儿家长开始减西药，因氟哌啶醇副作用更明显，先从氟哌啶醇减起，根据病情每 2 周减 0.5mg。

【处方】

珍珠母^{先煎}30g	煅龙牡^{先煎}各30g	酸枣仁15g	柏子仁15g
柴胡6g	枳壳6g	白芍9g	僵蚕9g
白芷6g	辛夷6g	川芎6g	川楝子6g
菖蒲9g	远志9g	白术12g	郁金9g
全蝎6g	蝉蜕9g	制香附9g	大腹皮9g

三诊：2009 年 2 月 27 日

服药后患儿仍扭头、点头，下颌关节动，张嘴，纳不多，烦急易怒，但每天外出次数明显减少。家长见病情有好转，独自前来取药。观其舌及舌苔照片为舌质红，舌苔中、根厚。现服氟哌啶醇 2mg，每日 1 次，盐酸硫必利片 100mg，每日 2 次。

【分析】

患儿胸闷减轻，外出次数减少，舌苔中根部偏厚，较前亦有减轻，继用上方不变，嘱家长继续减氟哌啶醇。

【处方】

珍珠母^{先煎}30g	煅龙牡^{先煎}各 30g	酸枣仁 15g	柏子仁 15g
柴胡 6g	枳壳 6g	白芍 9g	僵蚕 9g
白芷 6g	辛夷 6g	川芎 6g	川楝子 6g
菖蒲 9g	远志 9g	白术 12g	郁金 9g
全蝎 6g	蝉蜕 9g	制香附 9g	大腹皮 9g

四诊：2009 年 3 月 31 日

服药后患儿仍扭头、点头，下颌关节不适，张嘴活动受限，纳不多，眠有梦，容易倦怠，大便调，仍较烦急。

查体：舌质红，苔黄腻，脉细。肝功能异常：AST 56U/L，ALT 48U/L，肾功能正常。现只服盐酸硫必利片 100mg，每日 2 次。

【分析】

患儿长期服用西药，又加服中药，用药较多对肝功能可能产生了影响，使 AST、ALT 均有升高，于原方中加用茵陈、郁金、佩兰清利肝胆湿热，以降转氨酶。下颌关节不适，张嘴活动受限，不除外药物副作用，故嘱家长回去开始按要求减服盐酸硫必利片。

【处方】

珍珠母^{先煎}30g　煅龙牡^{先煎}各30g　酸枣仁15g　柏子仁15g

柴胡6g　　　　枳壳6g　　　　赤芍9g　　　僵蚕9g

白芷6g　　　　辛夷6g　　　　川芎6g　　　川楝子6g

菖蒲9g　　　　远志9g　　　　白术12g　　郁金9g

全蝎6g　　　　蝉蜕9g　　　　制香附9g　　茵陈30g

佩兰9g

五诊：2009年5月15日

服药后患儿抽动症状不明显，纳好，眠好，大便调，烦急好转，遇事可以沟通，但仍易生气。

查体：舌质红，苔薄白，脉弦滑，咽（－）。

现服盐酸硫必利片早25mg，晚100mg。

【分析】

患儿服药后抽动症状不明显，症状恢复较快，这与此时中西药联合应用有关，临床常可见中西药联合使用时可以很快控制症状，但西药副作用明显，嘱家长按照减药方案逐渐减服西药，同时复查肝功能，继用前方。

【处方】

珍珠母^{先煎}30g　煅龙牡^{先煎}各30g　酸枣仁15g　柏子仁15g

柴胡6g　　　　枳壳6g　　　　赤芍9g　　　僵蚕9g

白芷6g　　　　辛夷6g　　　　川芎6g　　　川楝子6g

菖蒲9g　　　　远志9g　　　　白术12g　　郁金9g

全蝎6g　　　　蝉蜕9g　　　　制香附9g　　茵陈30g

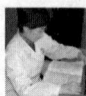

佩兰9g

六诊：2009年7月18日

服药后患儿出现点头，其他抽动症状不明显，纳食一般，大便偏干，3～4日1次，无腹痛，眠好，烦急明显好转，汗不多。

查体：舌淡红，苔薄少，脉滑，咽红。现服盐酸硫必利片50mg/d。复查肝功能正常。

【分析】

抽动症状不甚明显系中西药合用，效果明显；但大便干燥3～4日1次，故减健脾燥湿药白术；复查肝功能已正常，但西药未减完，恐肝脏再损伤，仍继续服用清利肝胆湿热药以降转氨酶。

【处方】

珍珠母^{先煎}30g	煅龙牡^{先煎}各30g	酸枣仁15g	柏子仁15g
柴胡6g	枳壳6g	赤芍9g	僵蚕9g
白芷6g	辛夷6g	川芎9g	川楝子6g
菖蒲9g	远志9g	佩兰9g	郁金9g
全蝎6g	蝉蜕9g	制香附9g	茵陈30g

七诊：2009年8月20日

服药后患儿抽动症状不明显，纳少，眠可，腹痛，无鼻塞。

查体：舌红，苔白，脉滑，咽稍红。现西药已全部减停。

【分析】

患儿现仅服用中药治疗，症状不明显，表明辨证思路正确，肝功能已正常，西药已减停，上方减茵陈、佩兰，加牛蒡子利咽。

【处方】

珍珠母^{先煎}30g	煅龙牡^{先煎}各30g	酸枣仁15g	柏子仁15g
柴胡6g	枳壳6g	赤芍9g	僵蚕9g
白芷6g	辛夷6g	川芎9g	川楝子6g
菖蒲9g	远志9g	牛蒡子9g	郁金9g
全蝎6g	蝉蜕9g	制香附9g	

八诊：2009年9月30日

服药后患儿近日因考试出现情绪不好，执拗，稍烦急，坐不住，二便可。

家长未带患儿，叙述症状，取药。

【分析】

情绪对本病的影响较明显，故患儿病情出现反复，嘱家长给孩子轻松环境，方药略调整，加丹参、芦根清心除烦，胆南星化痰开窍。

【处方】

珍珠母^{先煎}30g	煅龙牡^{先煎}各30g	酸枣仁15g	柏子仁15g
柴胡6g	枳壳6g	赤芍9g	僵蚕9g
白芷6g	辛夷6g	川芎9g	川楝子6g
丹参12g	芦根15g	牛蒡子9g	郁金9g
全蝎6g	蝉蜕9g	制香附9g	胆南星6g

九诊：2009年11月29日

服药后症状不明显，脾气好转，纳、眠可，二便调。

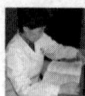

查体：舌质红，苔薄白，脉弦滑。复查肝、肾功能正常。

【分析】

病情明显恢复减全蝎，考虑患儿病程较长，不急于减药，仍予每日1剂中药，进行体质调整。

【处方】

珍珠母^{先煎}30g	煅龙牡^{先煎}各30g	酸枣仁15g	柏子仁15g
柴胡6g	枳壳6g	赤芍9g	僵蚕9g
白芷6g	辛夷6g	川芎9g	川楝子6g
丹参12g	芦根15g	牛蒡子9g	郁金9g
蝉蜕9g	制香附9g	胆南星6g	

十诊：2010年1月7日

服药后抽动症状不明显，脱发明显，晨起枕巾上头发较多，纳、眠、便可。

家长取药。

【分析】

发为血之余，脱发通常由血虚引起，故加夜交藤养血活血，赤芍改为白芍增加养血柔肝，酸枣仁、柏子仁加量以养血安神。患儿症状平稳，开始减中药巩固治疗。

【处方】

珍珠母^{先煎}30g	煅龙牡^{先煎}各30g	酸枣仁20g	柏子仁20g
柴胡6g	枳壳6g	白芍9g	僵蚕12g
白芷6g	辛夷6g	川芎9g	川楝子6g
丹参12g	芦根15g	牛蒡子9g	郁金9g
夜交藤20g	蝉蜕9g	制香附9g	

本病例特点

患儿病史较长，病情反复发作，年龄偏大，此类患儿通常病情较重，并且极易合并其他心理精神方面的障碍，如合并强迫、抑郁或焦虑等倾向。应注意患儿中医体质特点及中医治疗用药特征，以及服用西药的减停方法。特别指出，此时患儿病情已比较严重，需谨慎加减中西药物，应待中药治疗出现明显的效果时才能开始减停西药。

病例6

孙某　男　9岁　天津人

初诊日期：2009年11月5日

【主诉】

患儿于1年前始眨眼，8个月前咽喉出现"吭吭"声及清利咽喉声，3个月前始皱鼻子，吸鼻子。平素性烦急，胆小，爱委屈，纳好，喜食肥甘厚腻，躯干、臀、四肢等部位反复疖肿不断，此起彼伏，大便调，眠轻易醒，眠中打鼾。

查体：体态偏胖，舌红、苔微黄腻，脉浮滑，咽红，扁桃体肿大Ⅱ°。右腿可见3个疖肿，左前臂1个疖肿，背部1个疖肿，查血糖正常，抗链球菌溶血素"O"（－）。

【分析】

患儿平素躯干、臀、面等部位反复疖肿不断，此起彼伏，体态偏胖，喜食肥甘厚腻，知其素体胃肠湿热偏重。按照《素问·至真要大论》中所载的病机十九条"诸痛痒疮皆属于心"的理论，身体多部位反复疖肿应为心火旺盛，致血热肉

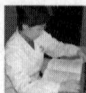

腐，发为疖肿。患儿同时咽喉反复红肿不适，故时时清利咽喉，眠中打鼾，均为肺胃热盛之象。平素性烦急，胆小，爱委屈，此为心肝火旺所为，故治疗以清心泻肝、凉血解毒为法。予静心制动方加减，方中郁金、丹参清心凉血，栀子、野菊花、赤芍清肝火，黛蛤散、瓜蒌清肝化痰，牛蒡子、射干解毒利咽。

【处方】

珍珠母^{先煎}15g	煅龙牡^{先煎}各20g	酸枣仁12g	柏子仁12g
柴胡6g	枳实6g	赤芍9g	郁金9g
丹参9g	芦根15g	僵蚕9g	野菊花9g
牛蒡子9g	白芷6g	辛夷6g	黛蛤散10g
瓜蒌12g	射干6g	栀子9g	木贼6g

二诊：2009 年 12 月 15 日

服药后患儿仍有眨眼，自觉眼疼，偶尔眼红，曾去眼科就诊以"过敏性结膜炎"予外用滴眼液，现未完全缓解。偶尔皱鼻子，自觉皮肤痒，即全身用力予以缓解，散在的疖肿逐渐缩小，无新发疖肿，纳好，眠好，大便次数多，成形，2~4次/日，无腹痛，烦急，胆小。

查体：双眼结膜充血，舌质红，苔薄黄，脉滑，咽红，扁桃体肿大Ⅰ°。

【分析】

患儿眼红、眼疼系肝火上炎所致，自觉眼不适引发眨眼，加秦皮清热解毒明目，皮肤痒不适带动全身用力，给予凉血止痒的凌霄花，大便次数多系药物偏凉及患儿纳食较多有关，减栀子，将枳实改为枳壳。

【处方】

珍珠母^{先煎}15g	煅龙牡^{先煎}各20g	酸枣仁12g	柏子仁12g
柴胡6g	枳壳6g	赤芍9g	牛蒡子9g
凌霄花6g	僵蚕9g	板蓝根9g	白芷6g
辛夷6g	青葙子6g	秦皮6g	夏枯草12g
郁金9g	丹参9g	连翘9g	野菊花9g

三诊：2010年1月7日

服药后患儿各项抽动症状次数减少，间隔时间延长，烦急减，仍可见眨眼，张嘴，自觉咽痛，喉中有痰，发出"吭吭"声，纳好，大便1～2次/日。

查体：舌质红，苔白腻，脉滑，咽红，扁桃体肿大Ⅰ°。

【分析】

患儿平素喜肉食，体内痰湿热偏重，身体各处红肿热痛疖肿交替出现，故除予清心火、清利湿热、清热凉血治疗外，减去养心之酸枣仁、柏子仁，加焦槟榔消食导滞，并加重清热解毒，配用蒲公英、夏枯草，并加重利咽配用大青叶、元参。

【处方】

珍珠母^{先煎}15g	煅龙牡^{先煎}各20g	柴胡6g	枳壳6g
赤芍9g	郁金9g	僵蚕9g	大青叶9g
蒲公英12g	射干6g	白芷6g	辛夷6g
丹参9g	青葙子9g	秦皮9g	瓜蒌12g
焦槟榔6g	元参9g	夏枯草15g	

四诊：2010年2月2日

服药后患儿抽动次数继续减少，偶尔眨眼，点头，躯干散

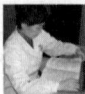

在疖肿均结痂，无新发疖肿，脾气烦急，说话多，咽痛减，喉中"吭吭"声减少，纳好，眠好，大便调。

查体：舌质红，苔薄黄，脉浮滑，扁桃体肿大Ⅰ°。

【分析】

患儿痰湿热体质渐好转，但说话多，脾气烦急易怒，说明心火仍偏旺，故以清心火凉血为要。

【处方】

珍珠母^{先煎}15g	煅龙牡^{先煎}各20g	柴胡6g	枳壳6g
赤芍9g	芦根15g	僵蚕9g	大青叶9g
射干6g	白芷6g	辛夷6g	夏枯草15g
秦皮9g	蒲公英12g	黄连6g	元参9g
郁金9g	丹参9g	青葙子9g	

五诊：2010年3月4日

服药后患儿抽动减少，偶尔眨眼点头，疖肿全部消退，无新发疖肿，手心热，脾气烦急，说话多，喉中有痰，纳食多，眠好，大便调。

查体：舌质红、苔薄黄，脉滑，咽红，扁桃体（－）。

【分析】

患儿素体湿热内盛，经治疗后血热心火逐渐减小，仍纳食多，手心热，说明内热积滞偏重，故仍予清热凉血、化痰消滞，将枳壳改为枳实，加丹皮、紫花地丁凉血解毒。

【处方】

珍珠母^{先煎}15g	煅龙牡^{先煎}各20g	郁金9g	柴胡6g
枳实6g	赤芍9g	芦根15g	僵蚕9g
青葙子9g	白芷6g	辛夷6g	秦皮6g

丹皮 9g	紫花地丁 9g	瓜蒌 12g	焦槟榔 6g
野菊花 9g	大青叶 9g	蒲公英 12g	夏枯草 15g

六诊：2010 年 3 月 25 日

服药后患儿偶尔眨眼、眼痛，流鼻血 2 次，纳可，便可，眠不实，脾气急，喉中有痰，偶尔轻嗽，纳食好，眠好，大便调。

查体：舌质红，苔黄，脉滑。

【分析】

抽动障碍患儿时常见流鼻血，有两方面的原因，一是血热，迫血妄行；二是阴虚鼻黏膜干燥，故对上述两方面同时调理，加重凉血养阴药量，加用生地凉血清热，加熟大黄消除积滞。

【处方】

珍珠母^{先煎}15g	煅龙牡^{先煎}各20g	柴胡 6g	枳实 6g
赤芍 9g	郁金 9g	夏枯草 15g	僵蚕 9g
大青叶 9g	白芷 6g	辛夷 6g	黄连 6g
栀子 9g	生地 15g	熟大黄 6g	紫花地丁 9g
瓜蒌 12g	丹参 9g	青葙子 9g	

七诊：2010 年 4 月 27 日

服药后患儿偶尔眨眼，嘴动，劳累后明显，看书时偶尔眼痛，不打鼾，无倦怠，烦急减，无流鼻血，纳眠便调。

查体：舌质红，苔薄黄，脉滑，咽红。

【分析】

患儿症状明显减轻，体质已明显好转，继用上方巩固。

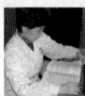

【处方】

珍珠母^{先煎}15g	煅龙牡^{先煎}各20g	柴胡6g	枳实6g
赤芍9g	郁金9g	芦根15g	僵蚕9g
大青叶9g	白芷6g	辛夷6g	黄连6g
栀子9g	生地15g	熟大黄6g	紫花地丁9g
瓜蒌12g	丹参9g	青葙子9g	

八诊至九诊：2010年5月30日至2010年6月27日

服药后抽动症状未现，无流鼻血，无疖肿新发，脾气明显好转，纳仍多，眠便调。

查体：舌质红，苔薄黄，脉滑，咽略红，扁桃体（－）。

【分析】

患儿病情基本恢复，但内热体质仍需改善，嘱患儿家长继续服药2个月，清利体内剩余热毒，继用上方。

十诊至二十二诊：2010年7月18日至2011年5月22日

服药后患儿病情一直稳定，无明显抽动症状，继用上方，逐渐减停中药，以巩固疗效，预防复发。中药由2日1剂逐渐减至7日1剂。

本病例特点

患儿素体心火旺盛，肠胃积滞湿热明显，血热壅滞，腐肉溃脓，除肌肤的疖肿，抽动障碍合并身体其他部位的化脓性炎症，如口腔溃疡、化脓性扁桃体炎等均可按此思路辨证用药。

病例7

赵某　男　13岁　江西

初诊：2009年7月28日

【主诉】

8年前曾有抽动症状，如眨眼、皱鼻等，当时家长对本病没有认识，未经系统治疗，但患儿抽动症状亦未发展，动作不明显。3个月前无明显诱因又出现眨眼，左右扭脖子，向前伸脖子，反复做吞咽动作伴喉中"吭吭"出声，抽动部位愈来愈多，次数越来越频繁，幅度越来越大，遂来就诊。患儿平素纳好，大便调，眠好，偶尔腹痛，多汗，无倦怠，无明显烦急，年幼时胆小易恐惧，现胆小不明显。

查体：面色略黄，舌质红，苔白，脉滑。脑电图检查轻度异常。

【分析】

患儿病史很长，此次发作病情进展较快，但除抽动症状外，其余症状均不明显，临床辨证时只好抓住仅有的易汗出症状。中医学认为汗为心之液，患儿易汗出，且面色略黄，考虑为心气、心血不足之证，治予补血养心，使用静心制动方加减。方中加当归、首乌藤养血补心，川芎、藁本药性上行用以控制头部扭动，密蒙花、白蒺藜养血疏风明目。

【处方】

珍珠母^{先煎}15g	煅龙牡^{先煎}各20g	酸枣仁15g	柏子仁15g
柴胡6g	枳壳6g	白芍9g	首乌藤20g
当归12g	僵蚕9g	白芷9g	密蒙花9g
辛夷6g	川芎9g	藁本9g	白蒺藜9g

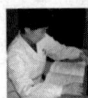

二诊：2009 年 9 月 4 日

服药后患儿头部扭动次数、幅度减轻，仍汗多，有翻眼，喉中"吭吭"声，偶有弯腰，纳好，眠好，大便调。偶尔腹痛，无倦怠。

查体：舌质淡红，苔白，脉滑。咽略红。

【分析】

服药后抽动症状减轻，说明辨证准确，仍汗出明显故加浮小麦养心敛汗，因患儿属血虚之体故偶尔腹痛，出现喉中出声故加性微寒之连翘、蝉蜕利咽。

【处方】

珍珠母^{先煎}15g	煅龙牡^{先煎}各20g	酸枣仁 15g	柏子仁 15g
密蒙花 9g	首乌藤 20g	柴胡 6g	枳壳 6g
当归 12g	僵蚕 12g	白芷 6g	辛夷 6g
川芎 6g	藁本 9g	连翘 9g	白蒺藜 9g
蝉蜕 6g	白芍 9g	浮小麦 30g	

三诊：2009 年 11 月 10 日

服药后患儿汗出减少，现喉中出怪声，自觉咽喉不适，纳好，眠好，大便调，无倦怠，无胆小，无烦急。

查体：舌质淡红，苔白，脉滑，咽略红。

【分析】

患儿服药后汗出减少，但咽喉明显不适，考虑由温补过度所致故减当归，加清利咽喉偏寒凉的牛蒡子、板蓝根。

【处方】

珍珠母^{先煎}15g	煅龙牡^{先煎}各20g	酸枣仁 15g	柏子仁 15g
蝉蜕 6g	远志 9g	柴胡 6g	枳壳 6g

白芍 9g	僵蚕 12g	板蓝根 9g	密蒙花 9g
白芷 6g	辛夷 6g	夜交藤 15g	芦根 15g
藁本 9g	牛蒡子 6g	白蒺藜 6g	

四诊：2009 年 12 月 4 日

服药后患儿无明显抽动症状，喉中出声亦止，纳好，眠好，大便调，手动，无烦急，但晨起口臭。家长取药。

【分析】

患儿症状改善较快，一般情况均好，因孩子上学，家长未带患儿，独自前来取药。考虑患儿病情明显改善，但恐病情反复，仍予巩固，维持原方。

【处方】

珍珠母^{先煎}15g	煅龙牡^{先煎}各20g	酸枣仁 15g	柏子仁 15g
蝉蜕 6g	远志 9g	柴胡 6g	枳壳 6g
白芍 9g	僵蚕 12g	板蓝根 9g	密蒙花 9g
白芷 6g	辛夷 6g	夜交藤 15g	芦根 15g
藁本 9g	牛蒡子 6g	白蒺藜 6g	

五诊：2010 年 1 月 29 日

服药后患儿近日眨眼，翻眼，自觉眼痒，喉中不出声，但嘴动，纳好，眠好，大便调。

查体：舌质红，苔薄白，脉滑。咽略红。

【分析】

患儿因眼不适眼痒，故引起眨眼、翻眼症状反复，亦不能除外过敏因素的影响，故加凉血止痒的凌霄花，加养阴明目的石斛、南沙参。

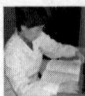

【处方】

珍珠母^{先煎}15g	煅龙牡^{先煎}各20g	酸枣仁15g	柏子仁15g
柴胡6g	枳壳6g	白芍9g	芦根15g
僵蚕12g	板蓝根9g	白芷6g	辛夷6g
木贼9g	石斛12g	蝉蜕6g	凌霄花6g
南沙参9g	夜交藤15g	青葙子9g	

六诊：2010年3月5日

服药后患儿眨眼减轻，眼痒减轻，偶尔眨眼，纳可，眠可，便可。

查体：舌质红，苔黄厚，脉滑，咽略红。

【分析】

上方加入养阴明目的石斛及凉血止痒的凌霄花后症状减轻，故再次守原方。

【处方】

珍珠母^{先煎}15g	煅龙牡^{先煎}各20g	酸枣仁15g	柏子仁15g
柴胡6g	枳壳6g	白芍9g	芦根15g
僵蚕12g	板蓝根9g	白芷6g	辛夷6g
木贼9g	石斛12g	蝉蜕6g	凌霄花6g
南沙参9g	夜交藤15g	青葙子9g	

七诊：2010年4月9日

服药后患儿症状消失，偶尔汗出，纳可，便可，眠好。

查体：舌质红，苔白厚干，脉滑，咽略红。

【分析】

症状全部消失，但舌苔白干厚，考虑是否药味过于滋腻，故去夜交藤加丹参。

【处方】

珍珠母^{先煎}15g	煅龙牡^{先煎}各20g	酸枣仁15g	柏子仁15g
柴胡6g	枳壳6g	白芍9g	芦根15g
僵蚕12g	板蓝根9g	白芷6g	辛夷6g
木贼9g	石斛12g	蝉蜕6g	凌霄花6g
南沙参9g	丹参9g	青葙子9g	

八诊至十八诊：2010年5月14日至2011年7月1日

服药后患儿已较长时间症状消失，并未反复，纳眠便均调。

查体：舌质红，苔薄白，脉滑，咽略红。

【处方】

仍予原方减药巩固疗效。

本病例特点

患儿初诊时除有抽动症状外，其他症状均不明显，此类患儿临床比较常见，尤其是年龄较大的患儿，家长能说出的症状不多，患儿又不注意观察自己，故提供的资料不多，给临床辨证带来困难。此病例抓住易汗出这一仅有的症状，从"汗为心之液"入手，予以补血养心治疗，可以给临床以提示。即如遇到没有多少症状的患儿，就从仅有的症状入手辨证施治。

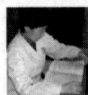

病例8

涂某　男　11岁　河南

初诊日期：2010年10月21日

【主诉】

患儿于1年前始挤眼，逐渐出现清利咽喉声，10个月前开始头动，点头伴不时扭头。平素患儿胆小，易受惊吓，纳差，时腹痛，大便调，眠多梦。

家长述患儿很长时间身高、体重不增长。

查体：面色黄，体形瘦弱，舌淡红，苔薄白，脉细无力。外院脑电图正常。

【分析】

患儿时腹痛，纳差，面色黄，体形瘦弱，身高、体重长期不增长，辨证为脾胃虚弱之体；平素胆小，易受惊吓，眠多梦，辨证为心气心血不足。分析此患儿由于长期脾胃虚弱，气血生化不足，导致心血不足，故出现一系列神明及身体失养的症状。肝血不足，眼失所养则挤眼。血虚、阴亦不足，则咽喉失养不利，故时时清利咽喉。治疗以健脾补血养心为主，重镇安神，仍用静心制动方加减。方中以白术健脾，当归、夜交藤养血补心，川芎、藁本控制头部扭动，同时川芎助当归补血活血，密蒙花养血明目。

【处方】

珍珠母^{先煎}15g	煅龙牡^{先煎}各20g	酸枣仁15g	柏子仁15g
柴胡6g	枳壳6g	白芍9g	芦根15g
僵蚕9g	板蓝根9g	白芷9g	辛夷6g
密蒙花9g	白术12g	藁本9g	夜交藤20g

川芎 6g	当归 12g	木贼 9g

二诊：2010 年 11 月 19 日

服药后患儿头动减轻，有时仰头，仍清利咽喉，睡前叹息，自述胸闷，脾气急，胆小，纳好转，眠好转，大便调。

查体：舌红苔薄白，脉滑，咽红。

【分析】

服药后患儿头动减轻，纳好转，眠好转，表明辨证思路准确，当继以健脾养心补血为主。但患儿睡前叹息、胸闷、脾气急，可以判断其肝郁不舒亦较突出，故加制香附疏肝理气。有清利咽喉之症，咽略红，故稍加牛蒡子、蝉蜕。

【处方】

珍珠母^{先煎}15g	煅龙牡^{先煎}各 20g	酸枣仁 15g	柏子仁 15g
柴胡 6g	枳壳 6g	白芍 9g	白术 12g
僵蚕 9g	制香附 9g	白芷 9g	辛夷 6g
川芎 6g	密蒙花 9g	木贼 9g	藁本 9g
夜交藤 20g	蝉蜕 6g	牛蒡子 6g	当归 9g

三诊：2011 年 1 月 7 日

家长述服药后患儿抽动症状明显好转，但出现腹部不适，偶尔干咳，无痰。家长取药。

【分析】

服药后患儿症状基本消失，因路途遥远，又要上学，家长未带患儿就诊，自己前来取药。根据患儿偶尔干咳无痰，将上方中蝉蜕换为射干并与牛蒡子配伍，既降气利咽又祛痰止咳。

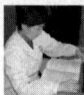

【处方】

珍珠母^{先煎}15g	煅龙牡^{先煎}各20g	酸枣仁15g	柏子仁15g

珍珠母^{先煎}15g　煅龙牡^{先煎}各20g　酸枣仁15g　柏子仁15g

柴胡6g　　　　枳壳6g　　　　　白芍9g　　　白术12g

僵蚕9g　　　　制香附9g　　　　白芷9g　　　辛夷6g

川芎6g　　　　密蒙花9g　　　　木贼9g　　　藁本9g

夜交藤20g　　　射干6g　　　　　牛蒡子6g　　当归9g

四诊：2011年3月23日

服药后患儿症状有反复，出现偶尔摇头，清利咽喉，纳眠可，二便调。

查体：舌淡红，苔薄白，脉弦细。

【分析】

抽动障碍患儿无明显诱因病情时常会反复，此种情况临床非常常见，尤其是在春天，大部分治疗后病情未稳定的患儿都会出现或轻或重地反复，故治疗仍守原病机治法。

【处方】

珍珠母^{先煎}15g　煅龙牡^{先煎}各20g　酸枣仁15g　柏子仁15g

柴胡6g　　　　枳壳6g　　　　　白芍9g　　　白术12g

僵蚕9g　　　　制香附9g　　　　白芷9g　　　辛夷6g

川芎6g　　　　密蒙花9g　　　　木贼9g　　　藁本9g

夜交藤20g　　　射干6g　　　　　牛蒡子6g　　当归9g

五诊至九诊：2011年5月16日至2012年1月7日

服药后患儿身高有增长，精神好，抽动症状不明显，烦急、胆小不明显，纳眠便调。

查体：舌质淡红，苔薄白，脉弦。

【处方】

患儿较长时间病情稳定，可以予减药巩固疗效。

本病例特点

患儿素体脾虚，气血生化不足，渐及心肝血虚，肢体官窍失养，出现一系列抽动症状。本例为抽动障碍心脾气虚、气血不足、肝气不舒证的中药治疗方法。因该患儿病程不长，病机较单纯，故恢复较快。

病例9

李某 男 5岁 河北

初诊日期：2010年3月25日

【主诉】

2年前开始皱鼻子，症状时有时无，因患儿有过敏性鼻炎，晨起打喷嚏、鼻塞，运动后干咳，家长以为皱鼻子是由鼻炎引起，未予特殊治疗。1个月前开始频繁眨眼，闻手，遂来我院治疗。平素患儿纳差，大便调，入睡慢，脾气大，胆小。

既往患儿有高热惊厥史，已发作过4次。2次查脑电图均正常，抗链球菌溶血素"O"（-）。

查体：舌质红，苔薄黄、花剥，脉弦细。咽（-）。

【分析】

患儿舌质红、苔花剥，脉细，知为素禀阴虚体质，若水不涵木，又在外风引动之下，内风煽动，故见多次高热惊厥；胃阴不足，故平素纳少；肺阴虚引起干咳；阴虚火旺则烦急易怒；阴虚则阳难入阴故入睡慢。临床辨证阴虚内热，水不涵

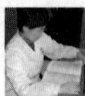

木，虚风内动，引发各种抽动症状。治予养阴熄风，重镇宁心，使用静心制动方加减，加白芍、石斛、沙参、天冬补益肝、胃、肺、心阴。

【处方】

珍珠母^{先煎}15g	煅龙牡^{先煎}各15g	酸枣仁12g	柏子仁12g
柴胡6g	枳壳6g	白芍9g	芦根12g
僵蚕6g	牛蒡子6g	白芷6g	辛夷6g
石斛9g	南北沙参各9g	青葙子6g	蔓荆子6g
白蒺藜6g	天冬6g	蝉蜕6g	

二诊：2010年4月23日

服药后患儿抽动症状减轻，眨眼、闻手次数减少，但大便软，次数多，2～3次/日，无腹痛，纳仍不多，易出汗，胆小，易紧张，易焦虑，脾气急。

查体：舌质红，苔薄白，脉滑，咽略红。

【分析】

服药后患儿地图舌消失，抽动症状次数减少，表明辨证思路正确。但大便次数增多，考虑为药味寒凉所致，故去天冬、沙参、牛蒡子等润肠通便之品，加夜交藤养血，百合滋阴养心，纳食仍不多加少许砂仁开胃进食，温脾止泻。

【处方】

珍珠母^{先煎}15g	煅龙牡^{先煎}各15g	酸枣仁12g	柏子仁12g
柴胡6g	枳壳6g	白芍6g	芦根12g
白芷6g	辛夷6g	僵蚕6g	石斛9g
夜交藤15g	百合20g	蔓荆子6g	白蒺藜6g
木贼6g	砂仁^{后下}6g		

三诊：2010 年 6 月 5 日

服药后患儿眨眼症状消失，偶尔闻手，但出现秽语，晨起鼻塞，自觉鼻子痒，大便成形，次数仍稍多，1～2 次/日，无腹痛，纳食不多，入睡慢，出汗多，有时干咳，胆小，易紧张，易焦虑，脾气急。

查体：舌质红，苔薄白、花剥，脉滑。

【分析】

服药后眨眼明显减轻，偶尔有闻手，出现秽语，并见胆小，易紧张，易焦虑，知其心气、心血虚甚，故加大夜交藤用量至 20g，加太子参补益心气，加浮小麦养心敛汗，诃子肉收敛大便，又出现地图舌加南沙参养阴，菖蒲、远志开窍控制秽语。

【处方】

珍珠母^{先煎}15g	煅龙牡^{先煎}各20g	酸枣仁 12g	柏子仁 12g
柴胡 6g	枳壳 6g	白芍 6g	芦根 12g
僵蚕 6g	白芷 6g	辛夷 6g	太子参 12g
远志 6g	菖蒲 6g	木贼 6g	诃子肉 6g
浮小麦 20g	南沙参 6g	百合 15g	夜交藤 20g

四诊：2010 年 8 月 6 日

服药后患儿秽语症状消失，偶尔眨眼、闻手、摇头交替出现，偶尔喉出清利声，烦急，夜眠汗多，大便成形，1～2 次/日，磨牙，烦急。

查体：舌质红，苔白腻、花剥，脉滑。

【分析】

患儿仅见少许抽动症状交替出现，病情进一步好转，基本

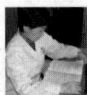

保持原方用药不变，大便次数仍稍多，故加升麻以升阳止泻。

【处方】

珍珠母^{先煎}15g	煅龙牡^{先煎}各15g	酸枣仁12g	柏子仁12g
柴胡6g	枳壳6g	白芍6g	芦根12g
僵蚕6g	太子参12g	白芷6g	辛夷6g
升麻6g	白蒺藜6g	百合15g	诃子肉6g
夜交藤20	藁本6g	石斛9g	木贼6g

五诊至七诊：2010年9月18日至2011年1月8日

服药后患儿自觉鼻子、眼睛干痒，鼻塞，偶尔眨眼，闻手，上述抽动症状少许交替反复出现，急躁易怒，纳眠尚可，大便已正常。

查体：舌质红，苔薄白，脉弦细。

【分析】

在此期间内患儿仅见少许抽动症状，反反复复，时隐时现，鼻、眼干痒明显，为阴虚诸孔窍失濡养所致，故持续给予养阴润窍。

【处方】

珍珠母^{先煎}15g	煅龙牡^{先煎}各15g	酸枣仁12g	柏子仁12g
柴胡6g	枳壳6g	白芍6g	芦根12g
僵蚕6g	白芷6g	辛夷6g	石斛9g
夜交藤20g	青葙子6g	蝉蜕6g	百合15g
木贼6g	南北沙参各9g		

七诊至十二诊：2011年2月19日至2011年9月17日

服药后患儿症状全部消失，并已巩固了一段时间，可以逐渐减药，从 2 日 1 剂开始逐渐减至 7 日 1 剂最后停药。

本病例特点

本病例为素体阴虚，水不涵木，虚风内动，不仅有抽动障碍，还见反复高热惊厥患儿的中药治疗方法。患儿初起因有过敏性鼻炎史，因此不能明确诊断抽动障碍，这种情况临床比较常见。过敏引起的局部不适，以致相应出现一些局部的症状，与抽动障碍引起的局部抽动症状，二者经常混在一起，给辨证、治疗带来一定难度，然而抽动障碍与过敏的关系亦有待进一步研究。

病例10

张某　男　13 岁　南京

初诊日期：2007 年 5 月 21 日

【主诉】

患儿于 5 年前始眨眼，逐渐出现手指动、走路时踢腿、耸肩、扭脖子等抽动动作，上述症状交替出现，现已服盐酸硫必利片 1 年余，剂量早、晚各 25mg，中午 50mg，仍不能控制病情。且患儿于半年前开始发作哮喘，每月发作 1～2 次，每次发作用氨茶碱等药可缓解，外院未查出明显过敏原，因上述 2 种疾病西药治疗后，病情控制均不理想，家长前来寻求中药治疗。患儿平素纳好，易倦怠，腹痛阵作，痛时可自行缓解，大便调，眠好，易汗出，烦急，胆小。

查体：面色黄，体态偏胖，舌质淡，苔薄白，脉弦滑。外院脑电图（－）。

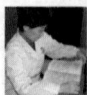

患儿自幼有反复呼吸道感染史，扁桃体炎、支气管炎反复发作。

【分析】

患儿病史较长已 5 年，易倦怠，易汗出，易外感，时感腹痛，舌质淡，面色黄，哮喘反复发作，一系列症状表示患儿正气已虚，心、肺、脾气虚，故治当养心温脾补肺，方用静心制动方加味，加用黄芪、桂枝温补肺脾，加用二陈汤化痰健脾，以除去痰饮宿根，预防哮喘发作。患儿除抽动病情不稳定，时轻时重外，又夹杂哮喘反复发作，故治疗方案为：哮喘缓解期主要使用中药治疗抽动障碍，逐渐减停盐酸硫必利片，同时给予正虚体质调整，预防哮喘发作；哮喘发作期使用中药治疗哮喘，停服治疗抽动障碍的中药，暂用西药控制抽动障碍；患儿肺脾虚寒，故使用小青龙汤加减以控制哮喘。

【处方】

珍珠母^{先煎}30g	煅龙牡^{先煎}各 15g	酸枣仁 15g	柏子仁 15g
柴胡 6g	枳壳 6g	白芍 9g	炙黄芪 9g
桂枝 6g	陈皮 9g	半夏 9g	茯苓 12g
白芷 9g	僵蚕 9g	菖蒲 9g	远志 9g
密蒙花 9g	辛夷 6g	藁本 6g	

二诊：2007 年 6 月 4 日

服药后患儿第一周抽动症状好转，第二周症状有反复，主要扭脖子，易汗出，纳可，腹痛阵作，易倦怠，大便调，眠可。

查体：舌质暗红，苔薄白，脉弦滑。

【分析】

患儿舌质暗红，标志体内有气血瘀滞。考虑由于患儿哮喘频发，痰气交阻，日久气滞引起血瘀，故见舌质暗红，方中加用川芎，一方面控制颈部的抽动，另一方面活血化瘀，加用浮小麦敛汗养心。

【处方】

珍珠母^{先煎}30g	煅龙牡^{先煎}各15g	酸枣仁15g	柏子仁15g
柴胡6g	枳壳6g	白芍9g	炙黄芪9g
桂枝6g	陈皮9g	半夏9g	茯苓12g
白芷9g	僵蚕9g	辛夷6g	菖蒲9g
密蒙花9g	藁本6g	川芎9g	浮小麦20g

三诊：2007 年 7 月 1 日

服药后患儿脖子扭动频率减少，倦怠减轻，精神好转，仍易汗出，纳可，大便调，时有腹痛。上次就诊回去 4 日后喘息发作，改服控制哮喘的中药 5 日，现哮喘已平。

查体：舌质暗红，苔薄白，脉弦细。听诊心肺（－）。

【分析】

治疗抽动障碍期间哮喘发作，改服治疗哮喘的中药，哮喘控制后继服中药治疗抽动障碍，期间共停治疗抽动障碍中药 5 日，症状无反复，表示前期抽动障碍的中药治疗有效。患儿仍腹痛阵作、易倦怠、时汗出，加补骨脂温补脾肾，收敛固涩，舌质仍暗红，川芎改用桃仁、红花，加大活血化瘀力量。

【处方】

珍珠母^{先煎}30g	煅龙牡^{先煎}各15g	酸枣仁15g	柏子仁15g
柴胡6g	枳壳6g	白芍9g	炙黄芪9g

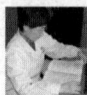

桂枝 6g	陈皮 9g	半夏 9g	茯苓 12g
白芷 9g	僵蚕 9g	辛夷 6g	补骨脂 9g
密蒙花 9g	藁本 6g	桃仁 6g	红花 6g
浮小麦 20g			

四诊：2007 年 7 月 13 日

服药后患儿脖子扭动次数减少，自觉颈部酸重，仍易汗出，无咳喘，纳好，大便调，无腹痛。嘱家长开始减西药，先减中午盐酸硫必利片 25mg。

查体：舌质暗红，苔薄白，脉滑。听诊心肺（－）。

【分析】

前三诊虽哮喘发作 1 次，但抽动症状稳步减少，抽动病情稳定，故开始减盐酸硫必利片，因中午在学校服药不便，故先减中午的硫比利，现患儿早、中、晚各服盐酸硫必利片 1 次，每次 25mg。又患儿舌质暗红仍不缓解，是瘀血较明显故加川芎，桃仁、红花、川芎同用加大化瘀力量。

【处方】

珍珠母^{先煎}30g	煅龙牡^{先煎}各 15g	酸枣仁 15g	柏子仁 15g
柴胡 6g	枳壳 6g	白芍 9g	炙黄芪 9g
桂枝 6g	陈皮 9g	半夏 9g	茯苓 12g
白芷 9g	僵蚕 9g	辛夷 6g	补骨脂 9g
川芎 6g	藁本 6g	桃仁 6g	红花 6g
浮小麦 20g			

五诊：2007 年 7 年 29 日

服药后患儿近日抽动症状有反复，自觉颈部痛，大椎部位痒，出现瞪眼，纳可，眠好，大便调，有时倦怠。

查体：舌质暗红，苔薄白，脉弦滑。

【分析】

抽动症状有反复不除外减西药所引起，继续服用中药控制。因患儿舌质仍暗红不缓解，是瘀血较明显加大川芎用量至9g。

【处方】

珍珠母^{先煎}30g　煅龙牡^{先煎}各15g　酸枣仁15g　柏子仁15g

柴胡6g　　　枳壳6g　　　白芍9g　　　炙黄芪9g

桂枝6g　　　陈皮9g　　　半夏9g　　　茯苓12g

白芷9g　　　僵蚕9g　　　辛夷6g　　　补骨脂9g

川芎9g　　　藁本6g　　　桃仁6g　　　红花6g

浮小麦20g

六诊：2007 年 8 月 12 日

服药后患儿汗出减少，有时眨眼，无腹痛，纳可，大便调，眠可。

查体：舌质红苔薄白，脉弦滑。

嘱家长可以停中午盐酸硫必利片 25mg，现早、晚各服盐酸硫必利片 25mg。

【分析】

患儿舌质好转，汗出减少，无腹痛，故停用补骨脂、浮小麦。抽动症状减轻，仅有眨眼加用木贼、密蒙花。抽动症状减轻，故嘱家长可再减中午盐酸硫必利片 25mg。

【处方】

珍珠母^{先煎}30g　煅龙牡^{先煎}各15g　酸枣仁15g　柏子仁15g

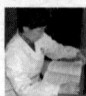

柴胡 6g	枳壳 6g	白芍 9g	炙黄芪 9g
桂枝 6g	陈皮 9g	半夏 9g	茯苓 12g
白芷 9g	僵蚕 9g	辛夷 6g	木贼 9g
川芎 9g	藁本 6g	桃仁 6g	红花 6g
密蒙花 6g			

七诊：2007 年 8 月 26 日

家长回去后观察患儿病情较稳定，自行将盐酸硫必利片全部停服，患儿有时眨眼，纳好，大便好，眠好，精神好。

查体：舌质红，苔薄白，脉弦滑。

【分析】

家长担心盐酸硫必利片的副作用，且患儿服中药后症状、体质均有改善，自行将盐酸硫必利片全部减停。停用盐酸硫必利片 1 周余症状无明显反复，故不再服用盐酸硫必利片，中药处方不变。

【处方】

珍珠母^{先煎}30g	煅龙牡^{先煎}各 15g	酸枣仁 15g	柏子仁 15g
柴胡 6g	枳壳 6g	白芍 9g	炙黄芪 9g
桂枝 6g	陈皮 9g	半夏 9g	茯苓 12g
白芷 9g	僵蚕 9g	辛夷 6g	木贼 9g
川芎 9g	藁本 6g	桃仁 6g	红花 6g
密蒙花 6g			

八诊：2007 年 9 月 9 日

服药后患儿出现眨眼明显，腹痛时作，大便调，纳减少，鼻塞，下眼睑色青。

查体：舌质红，苔薄白，咽红，脉弦细。

【分析】

患儿眨眼有反复不除外停西药引起，纳食减少亦可由停西药引起，患儿腹痛又作，为脾胃虚寒、脏腑失温养所致，加大黄芪剂量至15g。

【处方】

珍珠母^{先煎}30g	生龙牡^{先煎}各15g	酸枣仁15g	柏子仁15g
柴胡6g	枳壳6g	白芍9g	炙黄芪15g
桂枝6g	陈皮9g	半夏9g	茯苓12g
白芷9g	僵蚕9g	辛夷6g	木贼9g
川芎9g	藁本6g	桃仁6g	红花6g
密蒙花6g			

九诊至十诊：2007年9月23日至2007年11月11日

此阶段患儿咳嗽反复，时轻时重，无哮喘。仍眨眼，自觉双眼发紧、眼痒，眼不红，鼻塞，咽痒不适，纳食减少，大便调。

查体：舌质红，苔薄白，脉滑。

【分析】

上述40日内患儿反复咳嗽，但未发哮喘，将控制哮喘与治疗抽动障碍中药交替服用，基本以控制咳嗽中药为主。时值秋季，患儿自觉眼、咽痒不适，鼻塞，不除外患儿有过敏倾向，加用白蒺藜、枸杞子、菊花治疗眼痒不适，去桂枝加射干利咽，以治疗咽喉不适。

【处方】

珍珠母^{先煎}30g　生龙牡^{先煎}各15g　酸枣仁15g　柏子仁15g

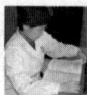

柴胡 6g	枳壳 6g	白芍 9g	炙黄芪 15g
射干 6g	陈皮 9g	半夏 9g	茯苓 12g
白芷 9g	僵蚕 9g	辛夷 6g	木贼 9g
白蒺藜 6g	藁本 6g	枸杞子 9g	菊花 6g

十一诊：2007 年 11 月 30 日

近日咳嗽已基本控制，抽动表现眨眼，斜视，自觉双眼、咽不适，全身不适，患儿说不出如何不适，下午、傍晚抽动症状明显，余时抽动症状已不明显。胆小，稍烦急，纳少，倦怠，偶尔腹痛，大便、眠调。

查体：舌质红，苔薄白，脉弦细。

【分析】

患儿出现腹痛，疑为治疗咽喉不适的药物，如射干等性质偏寒引起，脾肾虚寒加用仙灵脾温补肾阳，熟地补肾阴以减少仙灵脾温燥之性，并取阴中求阳之意，仍用射干控制咽喉不适症状。

【处方】

珍珠母^{先煎}30g	生龙牡^{先煎}各 15g	酸枣仁 15g	柏子仁 15g
柴胡 6g	枳壳 6g	白芍 9g	炙黄芪 15g
射干 6g	陈皮 9g	半夏 9g	茯苓 12g
白芷 9g	僵蚕 9g	辛夷 6g	木贼 9g
白蒺藜 6g	藁本 6g	仙灵脾 12g	熟地 12g

十二诊：2007 年 12 月 16 日

服药后患儿近日无咳喘，双眼斜视，自觉胳膊不适，巅顶处头痒，无胆小，稍烦急，眠好，偶尔腹痛，纳不多，大便调。

查体：舌质红，苔薄白，咽红，脉弦滑。

【分析】

患儿腹痛仍时作，纳不多，知为脾胃虚寒不缓解，减去柴胡、枳壳，加用乌药、当归，加大仙灵脾用量至15g。

【处方】

珍珠母^{先煎}30g	生龙牡^{先煎}各15g	酸枣仁15g	柏子仁15g
乌药9g	白芍9g	炙黄芪15g	当归9g
射干6g	陈皮9g	半夏9g	茯苓12g
白芷9g	僵蚕9g	辛夷6g	木贼9g
白蒺藜6g	藁本6g	仙灵脾15g	熟地12g

十三诊至十四诊：2008年1月6日至2008年1月27日

患儿又发作咳嗽2次，均很快控制，无哮喘发作。抽动症状见眼斜视，梗脖子，喉中偶尔出声，纳可，大便调，眠好，无腹痛。

查体：舌质红，苔薄白，脉弦细。

【分析】

因患儿系肺脾肾虚寒之体，冬季寒冷更伤阳气，对患儿体质影响不利，咳喘发生会较多，减熟地用量。

【处方】

珍珠母^{先煎}30g	生龙牡^{先煎}各15g	酸枣仁15g	柏子仁15g
乌药9g	白芍9g	炙黄芪15g	当归9g
射干6g	陈皮9g	半夏9g	茯苓12g
白芷9g	僵蚕9g	辛夷6g	木贼9g
白蒺藜6g	藁本6g	仙灵脾15g	熟地9g

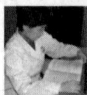

十五诊至二十一诊：2008 年 2 月 20 日至 2008 年 6 月 15 日

近 5 个月内患儿仅眨眼，斜视，眼痒，咽喉不适，清利咽喉，上述抽动症状均偶尔出现。轻微咳喘发作 1 次，烦急，无胆小，无腹痛，鼻塞，流涕。

查体：舌质红苔薄白，脉弦细，咽红。

【分析】

现患儿抽动症状仅表现为眨眼及清利咽喉，而且症状偶尔出现，有眼痒、咽喉不适感，不除外过敏引起。治疗的重点是继续温补肺脾肾，因虚寒体质的改善，需要有一定的过程，基本使用下方加减。

【处方】

| 珍珠母^{先煎}30g | 生龙牡^{先煎}各 15g | 酸枣仁 15g | 柏子仁 15g |

珍珠母^{先煎}30g　　生龙牡^{先煎}各 15g　　酸枣仁 15g　　柏子仁 15g

乌药 9g　　　　白芍 9g　　　　　炙黄芪 15g　　当归 9g

射干 6g　　　　陈皮 9g　　　　　半夏 9g　　　　茯苓 12g

白芷 9g　　　　僵蚕 9g　　　　　辛夷 6g　　　　木贼 9g

枸杞子 9g　　　藁本 6g　　　　　仙灵脾 15g　　熟地 9g

二十二诊：2008 年 7 月 15 日

患儿抽动症状不明显，夏季咳喘未发作，其虚寒体质明显改善，抽动障碍病情基本控制，嘱家长可以开始逐渐减停中药。

本病例特点

本病例使用温补法治疗抽动障碍，同时对哮喘发作、抽动障碍、减停西药等诸方面的治疗交替进行。使用温补法治疗抽动障碍的报道不多，该患儿先天禀赋体质较差，加之抽动障碍患病时间较长，耗伤正气；哮喘反复发作耗伤正气；服用较长时间西药控制抽动障碍亦耗伤了正气，综合诸多因素使患儿心、肺、脾、肾俱虚，故治疗时依据虚损的缓急、病情的轻重，分别均给予温补调理。患儿体质调整改善后，不仅抽动症状缓解，哮喘亦不再发作。本例患儿病情复杂故治疗时间相对较长。

病例11

邓某　男　6岁　浙江

初诊：2009年7月28日

【主诉】

患儿于半年前出水痘后频繁发出清利咽喉声，逐渐眨眼，平素烦急，胆小，易汗出，纳好，大便干，每日1次，眠不实，来回翻滚。

查体：舌质红，苔薄少，咽红，脉弦细。外院脑电图、抗链球菌溶血素"O"、微量元素检查均（-）。

【分析】

患儿病史仅半年，抽动症状不多，仅眨眼及清利咽喉，但舌质红苔薄少，便干，易汗出，脉细，临床辨证患儿素体阴虚，肺阴不足则咽喉不适，时时清利，肝阴不足，眼失润泽，频频眨眼，故治疗予养阴熄风，药用静心制动方加味，加天冬、麦冬、石斛、百合、芦根滋补心肝肺阴。

【处方】

| 珍珠母^{先煎}15g | 煅龙牡^{先煎}各15g | 酸枣仁12g | 柏子仁12g |
| 柴胡6g | 枳壳6g | 白芍9g | 郁金6g |

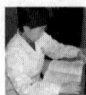

芦根 12g	僵蚕 6g	牛蒡子 6g	百合 15g
白芷 6g	辛夷 6g	木贼 6g	青葙子 6g
麦冬 9g	天冬 9g	石斛 9g	

二诊：2009 年 8 月 25 日

服药后患儿眨眼及清咽症状基本消失，出现吸鼻子、皱鼻子，易汗出，纳一般，大便溏，每日 1 次，眠不实，烦急。

查体：舌质红，苔薄白，脉弦细，咽红。

【分析】

患儿服药后眨眼及清咽症状基本消失，说明辨证准确，但出现便溏，每日 1 次，考虑天冬、麦冬、郁金、牛蒡子药性偏寒所致，改用南北沙参、丹参、连翘；出现吸鼻子、皱鼻子，当由鼻干或鼻塞所致，故治疗仍守滋阴法，加用苍耳子通鼻窍。

【处方】

珍珠母^{先煎}15g	煅龙牡^{先煎}各 15g	酸枣仁 12g	柏子仁 12g
柴胡 6g	枳壳 6g	白芍 9g	丹参 6g
芦根 12g	僵蚕 6g	连翘 6g	青葙子 6g
白芷 6g	辛夷 6g	苍耳子 6g	南北沙参各 9g
木贼 6g			

三诊：2009 年 9 月 27 日

服药期间患儿行包皮环切术后，出现口腔溃疡不愈，皱鼻、嘴动较明显，眠中有梦，纳好，大便调，烦急，胆小，无腹痛，无倦怠，汗稍多。

患儿既往有周期性口腔溃疡反复不愈病史。

查体：舌质红，苔薄白，脉细，咽红。

【分析】

患儿素体阴虚，经前一段时间滋阴治疗后，周期性口腔溃疡未发，包皮手术应是很小的手术，但患儿疼痛及恐惧、紧张等情绪又耗伤阴血，阴虚则虚火循心经上炎，故又出现口腔溃疡，治疗仍以滋阴凉血养血，减丹参、沙参，加郁金、麦冬以增加养阴清心之力。

【处方】

珍珠母^{先煎}15g	煅龙牡^{先煎}各15g	酸枣仁12g	柏子仁12g
柴胡6g	枳壳6g	白芍9g	丹参6g
芦根12g	僵蚕6g	连翘6g	青葙子6g
白芷6g	辛夷6g	苍耳子6g	木贼6g
麦冬9g	郁金6g		

四诊：2009 年 10 月 22 日

服药后患儿鼻不动，嘴不动，但出现小便频数，偶尔喉中出"吭吭"声音，眠易汗出，纳好，大便调，稍烦急，胆小，无腹痛。

查体：舌质红，苔薄黄腻，脉弦细，口唇干红，咽红。

【分析】

患儿出现小便频数，可有两方面的原因，一是手术后，局部伤口疼痛，引起患儿恐慌，不敢小便，以致遗留心理阴影；二是患儿因手术耗伤正气，气虚失固摄，因而出现小便频数，故加太子参益气养阴。

【处方】

珍珠母^{先煎}15g	煅龙牡^{先煎}各15g	酸枣仁12g	柏子仁12g

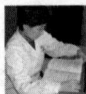

柴胡 6g	枳壳 6g	白芍 9g	丹参 6g
芦根 12g	僵蚕 6g	连翘 6g	青葙子 6g
白芷 6g	辛夷 6g	苍耳子 6g	木贼 6g
麦冬 9g	郁金 6g	太子参 12g	

五诊：2009 年 11 月 28 日

服药后患儿一般情况好，烦急减，抽动症状不明显，纳一般，大便调，眠有汗，无倦怠，小便频数好转。

查体：舌质红，苔白腻，脉浮滑，咽红。

【分析】

至此对患儿气阴两虚体质进行了调整，体质好转，抽动症状明显减少，辨证思路准确，继用前方。

【处方】

珍珠母^{先煎}15g	煅龙牡^{先煎}各 15g	酸枣仁 12g	柏子仁 12g
柴胡 6g	枳壳 6g	白芍 9g	丹参 6g
芦根 12g	僵蚕 6g	连翘 6g	青葙子 6g
白芷 6g	辛夷 6g	苍耳子 6g	木贼 6g
麦冬 9g	郁金 6g	太子参 12g	

六诊：2009 年 12 月 28 日

服药后患儿口唇干裂，不时舔嘴唇，流鼻血 1 次，皱鼻子，口唇干，张嘴，头汗多，稍烦急，稍胆小，纳好，大便调。

查体：舌质红，苔薄黄，脉细，咽红。

【分析】

口唇干裂，不时舔嘴唇，流鼻血，应为阴虚口唇及鼻黏膜干燥，以及阴虚火旺迫血妄行所致，故加重凉血养阴之力，配用南北沙参、赤芍。

【处方】

珍珠母^{先煎}15g	煅龙牡^{先煎}各15g	酸枣仁12g	柏子仁12g
柴胡6g	枳壳6g	赤芍9g	丹参6g
芦根12g	僵蚕6g	连翘6g	青葙子6g
白芷6g	辛夷6g	苍耳子6g	木贼6g
麦冬9g	郁金6g	太子参12g	南北沙参各9g

七诊：2010年1月29日

服药后口唇干，流黄涕带血丝，纳食好，大便2日1次，偏干，烦急，自觉烦躁，汗不多。

查体：舌质红苔薄黄，脉弦细，咽红。

【分析】

口唇干，流黄涕带血丝，说明患儿阴虚内热仍重，加生地以增加养阴凉血之力。

【处方】

珍珠母^{先煎}15g	煅龙牡^{先煎}各15g	酸枣仁12g	柏子仁12g
柴胡6g	枳壳6g	赤芍9g	丹参6g
芦根12g	僵蚕6g	连翘6g	青葙子6g
白芷6g	辛夷6g	生地12g	木贼6g
麦冬9g	郁金6g	太子参12g	南北沙参各9g

八诊：2010年3月12日

服药后抽动不明显，喉中偶尔出"吭吭"声，张嘴，纳好，大便1~2日1次，偏干，晨起口臭，脾气稍烦急，流涕

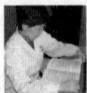

黄，眠自觉烦热。

家长取药。

【分析】

患儿内热明显，继续清热凉血，继用上方。

【处方】

珍珠母^{先煎}15g	煅龙牡^{先煎}各15g	酸枣仁12g	柏子仁12g
柴胡6g	枳壳6g	赤芍9g	郁金6g
芦根12g	僵蚕6g	木贼6g	丹参6g
白芷6g	辛夷6g	连翘6g	麦冬9g
太子参12g	南北沙参各9g	生地12g	

九诊至十八诊：2010年4月18日至2011年3月6日

服药后患儿抽动症状不明显，纳食可，大便日1次，偏干，口臭，脾气稍烦急，流涕黄，眠自觉烦热。

查体：舌质红，苔薄黄，脉弦细。

【分析】

患儿抽动症状全部消失，阴虚内热体质仍十分明显，故继用上方滋阴凉血清虚热，逐步改善患儿体质，但可以逐步减药以巩固疗效，预防本病复发。

本病例特点

本例患儿出现的几种临床表现，如反复口腔溃疡、口唇反复干裂不愈、小便频数等，在抽动障碍患儿中发病率比较高。这几种表现与抽动障碍的关系目前尚不清楚。临床应予注意的是，有的患儿口腔溃疡会有很深很大的溃疡面，长期不易愈合，口唇亦会有很深的裂痕经久不愈，患儿因疼痛不能进食，并出现心烦，从而影响抽动障碍的康复。按照《内经》"诸痛痒疮皆属于心"的理论，反复的口腔溃疡应为心火（虚火或实火）所致，恰与我们认为抽动障碍的病机为心神失调所致的认识相吻合，支持了这一观点。

第七章

抽动障碍患儿家长最想知道的 40 个问题

　　抽动障碍是一种心理行为或者说是精神神经方面的疾病，近年来逐渐增多，几乎已成为儿科的常见病。到目前为止本病仍没有特异性的治疗方法，因此孩子患病后，许多家长都非常焦急，反复上网、多方寻找相关资料，非常想多了解一些本病相关的知识，希望能够主动配合医生，帮助孩子早日恢复健康，在临床上经常遇到家长在陪伴孩子就诊过程中提出了很多的问题。我们非常能理解家长的心情，亦非常想帮助家长，但由于本病的病因不清楚，发病机制尚未明确，中医古籍亦没有相关的记载，因此有很多问题一时难以解释清楚。

　　如前文所述西医学对抽动障碍的研究经历了百余年，中医学对本病的研究经历了 20 余年，在临床上逐步发现和了解了一些关于本病的症状特征、相关的诱发或加重的原因、患儿需特别注意的事项及本病的预后等等。为了能够及时地帮助患儿及家长，我们将临床治疗过程中遇到的家长提出的问题加以归纳总结，从医生的角度认为抽动障碍患儿在生活和学习中必须要注意的问题在此详细列出。应该指出的是这里所谈到的抽动障碍的相关知识都是个人的经验和观点，而且都是从中医学的角度去认识及阐述的，有些认识不尽完善，还要在临床中反复琢磨再加以验证，可能有些问题会随着对本病的认识逐步深入而日趋完善。

同时希望家长在了解以下问题后，可在就诊时准确地提供患儿日常生活起居资料的详细情况，以帮助我们尽快地认识本病，亦希望从事本病理论、临床研究的人员提出对本病的见解，共同探讨，逐步提高。

1. 游戏机、电脑游戏、手机游戏是否应该完全控制？每周只玩一会儿行不行？使用电脑做老师布置的作业是否可以？

目前抽动障碍的病因尚不清楚，临床发现导致抽动障碍病情反复或加重最有影响的因素就是玩游戏机，包括电脑游戏、手机游戏等等，部分研究人员甚至怀疑有些患儿就是因玩游戏机过度而引发的本病。所以在目前病因不清楚的情况下，如果希望孩子的病情尽快得到控制，除按时服药外，亦必须跟医生很好的配合，按照医生要求的注意事项去做。目前基本上所有正规治疗抽动障碍的医生均会提出必须严格控制玩游戏机、电脑游戏、手机游戏。虽然此项禁忌对小学学龄儿童包括部分初中及个别高中学生，尤其是男孩，实际操作起来有一定的难度，但是从临床效果来看，严格控制玩游戏机确实对本病的恢复有极大的帮助。

经常有家长会问到，如果每周只玩一会儿行不行，否则孩子与同学无法沟通。我们说家长提出的问题确实很现实，但是从临床治疗的实际病例来看，如果想让您的孩子最快、最彻底地恢复健康，最认真的答复就是在目前的治疗水平下，就必须要彻底戒断游戏机，否则病情控制起来会很难，而且建议在所有的抽动症状消失后，在刚刚停药恢复的 2~3年内亦最好不要玩游戏机。

我们在此提出的只是不能玩电脑游戏，使用电脑做作业或查资料还是可以的，但是仍然建议抽动障碍患儿不要长时间使用电脑。

2. 抽动障碍患儿是否能参加体育运动？剧烈的体育运动是否需要控制？

关于抽动障碍患儿是否要多参加运动，或者说运动对抽动障碍的影响目前观点不一。

我们认为，当今孩子的学习非常紧张，课外负担重，基本没有时间参加体育运动；再加上抽动障碍患儿大多性格敏感内向，平时很少主动参加各种活动，因此我们建议尽量鼓励孩子多参加体育运动。体育运动可以增强体质，提高机体抵抗力和耐受力，陶冶性情，缓解紧张情绪，对孩子的身体及心理发育都会有帮助。但是运动的强度应因人而异，如果是很少参加体育活动或平素体质较差的患儿，开始时不建议剧烈运动，最好从简单、缓慢的运动如步行行走开始，逐渐加强运动强度。

临床上确实发现有些患儿在剧烈运动后会使抽动的症状加重，但这是由于运动时的兴奋及劳累所致。需要指出的是不仅仅是在剧烈运动后，抽动障碍患儿在各种形式的劳累及兴奋后抽动动作都会或多或少的加重，这是本病的临床特征之一，因此仍建议孩子继续坚持参加运动。随着运动的逐渐增加，孩子的体力增强，耐受力增加，运动后抽动症状就不会增加了。如运动后抽动动作明显增加且长时间得不到缓解，就建议不要参加剧烈运动了，可以改做简单的运动或咨询医生。

3. 抽动障碍患儿在感冒时是否可以同时服用治疗感冒及抽动障碍的药物？

临床上常见抽动障碍患儿易患感冒，或在患病前后一段时间内会经常感冒。呼吸系统的各种感染反复不断，常与抽动障碍纠结在一起互相影响。感冒时抽动障碍的病情会加重；治疗感冒时停止抽动障碍的治疗，则抽动障碍的症状更加严重，所以临床常见很多家长不愿意停止抽动障碍的治疗。

但是实际情况是这样的：中医学目前已经认识到外感会对抽动障碍病情产生一定影响，通常在用药治疗抽动障碍的同时会常规地辨证加入一些药物预防感冒。这样做一方面可以使患感冒的次数减少，避免加重抽动障碍的病情；另一方面预防感冒可以减少因治疗感冒而停止对抽动障碍的治疗。所以，如果患儿的感冒不很严重，建议不要停止对抽动障碍的治疗。但是如果患儿的感冒比较严重如高热不退，或感冒进展得较快，已经并发支气管炎、肺炎，或扁桃体炎、喉炎比较重时，就必须暂停抽动障碍的治疗，先集中治疗感冒，待感冒痊愈后再治疗抽动障碍。

必须要指出的是停止抽动障碍的治疗有可能会引起抽动动作的增多，即使是这样也必须停药，因为如果感冒长时间不愈亦会加重抽动障碍的病情。因此，对于治疗感冒及抽动障碍的顺序应仔细权衡病情的轻重缓急。

4. 服中药治疗抽动障碍时能否注射各种疫苗？

抽动障碍的高发年龄为 6~9 岁，按照计划免疫方案这个年龄阶段的儿童需要注射很多疫苗，但是抽动障碍的患儿能否注射疫苗及在服中药期间能否注射疫苗，是很多家长非常关注

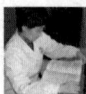

的问题。

我们说从治疗抽动障碍的中药本身来说对疫苗没有影响，但是，为了能够预防呼吸道的感染，在治疗抽动障碍的同时会加用一些有抗菌或抗病毒作用的中药，这些药物可能会对目前所用的减毒疫苗有一定的影响，有可能会不同程度地减轻疫苗的作用，因此为了保证注射疫苗的效果，建议注射各种疫苗的当日及前、后 2～3 日停服中药。

临床发现停服中药或注射减毒疫苗后可能对一些病程较长、症状较重的抽动障碍患儿造成一定程度的病情反复，因此建议服用中药治疗抽动障碍的患儿尽量减少不必须的疫苗注射。如流脑、乙脑、乙肝、麻疹、结核、百白破、脊髓灰质炎糖丸等必要的疫苗可争取注射或口服，而其他一般的疫苗则应斟酌患儿的抽动病情及体质情况灵活掌握。

5. 抽动障碍患儿是否可以参加补习班？参加多少课外补习班合适？

一般来说，抽动障碍患儿如果病情不是很重，亦没有其他合并症如注意缺陷多动障碍（ADHD）等，通常学习成绩都是比较好的。这些孩子会主动学习，而且给自己定的目标也会很高，一定要达到最优秀的成绩，所以他们平时读书已经足够努力了，建议家长如非孩子主动提出要参加的补习，尽量不要再给他们增加负担或压力；即使是孩子主动提出要参加的补习班，亦要斟酌情况，以少参加为宜。

如果是病情比较重的患儿，他们为了能够尽量不在同学面前出现任何症状，通常会努力克制自己不出声或减少各种抽动动作，这样上课时就会有些分神，注意力会受到一定的影响，听课的质量会有下降，成绩亦自然会有一些下降，此时更不建议参加补习班，而应该让孩子多休息、放松，认真配合医生治疗，按时服药，使病情尽早恢复，再集中精力学习。

综合来说，抽动障碍患儿以尽量不参加或少参加课外补习班为宜。

6. 家长是否可以强行要求抽动障碍患儿尽量克制动作或出声?

针对患儿的各种抽动症状，家长应该仔细观察其变化，如抽动部位多少的增减、抽动幅度的大小、声音的高低，以及观察可能引起患儿抽动症状变化的各种原因，对患儿病情的变化做到心中有数，以便更准确地配合医生的治疗，使患儿尽早恢复健康。但有些家长看到孩子反复的抽动动作可能会很揪心、很心疼，或者每天面对孩子各种不停的声音和抽动动作，难免会有要崩溃的感觉，还有些家长担心患儿越抽动症状会越重，便试图让患儿自我控制，期望病情不再进展。从临床的角度来看，这些都是不可取的。

这里要提醒家长的是患儿自己亦会感觉非常痛苦，他们其实非常想能够控制自己的抽动动作和发出的声音，但是在病情严重时他们是控制不住的；而且这些孩子通常性格很敏感，自尊心会很强，也会因为抽动的病情很自卑，因此千万不可强求患者克制自己的抽动动作，这样反而会加重他们的心理负担及伤害他们的自尊心，于病情的治疗是有害无益的。

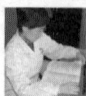

7. 是否要管教抽动障碍患儿日常生活起居的一些不好的习惯？应该怎样管教？

抽动障碍患儿的家长通常被告诫尽量不要给孩子施加压力，要给其宽松的环境，所以有很多家长便从过去严厉地管教孩子转变为不敢管教，久而久之孩子有可能会逐渐养成一些不良的习惯。还有些孩子在很小的时候就已患病，所以有些生活、学习的习惯都有待认真培养。我们认为大部分抽动障碍患儿是非常自觉、有责任感的，但他们通常年龄小，除了学习外还有些生活、活动、交往等规则需要了解和遵守，有些习惯则需要逐步的培养，这样孩子长大以后才能培养成有用的人才，因此建议家长对抽动障碍患儿一些生活、学习中的良好习惯及规范都要按正常孩子的标准来培养。虽然这样相对严格的管教可能会导致患儿的病情有一些反复，但是从长远来看是有意义的。为了使孩子真正成为有用之才，不仅要治好其身心的疾病，还要教育孩子养成良好的习惯。

需要指出的是抽动障碍的患儿平时十分敏感，对他们的教育要讲究一定的方式方法，一定要很细致地给他们讲清楚每件事应该怎样做，为什么要这样做，如果不这样做会有什么样的后果，而不是过分地责备或呵斥他们。

临床上也常见到有些抽动障碍的孩子确实非常固执，尤其是病情较重的孩子，通常事情是没有商量的，一定要按照他们的意愿去做，这时建议家长不要硬行拒绝孩子，可暂时分散孩子的注意力，然后再做细致的逐步的开导。也有些患儿对任何开导都无济于事，这本身与疾病有一定的关系，所以重要的是积极治疗。

我们在临床上看到的是，在经过一段时间的治疗后，尤其是中药治疗时会加入一些静心、疏肝、开窍的药味，患儿的情绪会逐步改善，遇到各种事情也开始学会商量，病情也同时趋于稳定。

8. 有哪些食物抽动障碍患儿不能吃？公鸡、无鳞鱼等"发物"是否能吃？

抽动障碍病因病机仍不清楚，因此现在说哪些食物对抽动障碍患儿的恢复有帮助，哪些食物会加重病情，应该说都是依据不足。但是在临床治疗抽动障碍的过程中，通过对家长观察及叙述患儿饮食生活习惯的仔细分析，发现有些食物确实会对大部分患儿的病情产生一定的影响，虽然其机制尚不清楚，但是要特别引起注意。综合起来主要是以下这些食物，如各种冷饮（包括冰淇淋及酸奶等）、碳酸饮料、甜食、方便面、羊肉、驴肉、狗肉、咖啡、茶、烟及酒，还有辛辣、油炸、膨化等食品。其他一些对身体有很好营养作用的食物如公鸡、无鳞鱼、各种海鲜等，我们在临床上没有特别限制患儿食用，暂时不用禁忌。抽动障碍患儿大多处在生长发育时期，很多营养物质都是必需的，如鱼虾等海鲜、鸡鸭肉等都是很好的食物，孩子可以适当吃一些。但是家长要认真观察孩子吃了这些食物后病情是否会有变化，因为每个孩子的体质是不同的，对不同食物的反应也会不同，如果有些食物会造成孩子病情的加重，建议家长要禁止再让孩子食用，并及时告知医生。从临床上来看，鱼虾、鸡鸭肉等对绝大部分患儿的病情影响不大。

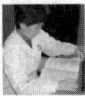

9. 一天中抽动障碍患儿的抽动症状会在哪些时间比较重?

从家长叙述抽动障碍患儿抽动动作的情况来看,大部分患儿一般在清晨起床的时候抽动动作比较少且程度也比较轻;而下午放学后、吃晚饭时及睡前躺在床上的时候通常症状比较多、程度也会比较重。有一些孩子在剧烈运动或极度兴奋后抽动症状亦会比较明显,还有些孩子在睡眠不好时症状会比较明显。值得注意的是有一些抽动障碍患儿在病情较重的时候夜间睡眠中会出现手、脚、腿或身体其他部位少许的抽动或抖动,或者在夜间翻身时喉间也会发出声音。

10. 中药治疗抽动障碍是否需要较长时间? 大约需要多久?

中医古籍中没有关于抽动障碍治疗的任何记载,近30多年来中医治疗抽动障碍在临床摸索中逐步取得进展,疗效逐步提高,疗程逐步缩短。即使是这样,中药治疗抽动障碍仍需要比较长的时间,一般在1~2年。其中症状较轻,或家长、孩子积极配合治疗,各种注意事项遵守得比较好,疗程可以缩短一些;但如果不按时服药,或有些孩子不能按照注意事项要求的去做,可能会恢复得慢一些。如果有遗传或其他合并症,如强迫症、注意缺陷多动障碍等可能治疗的时间还会长一些。

11. 中药治疗抽动障碍是否有副作用?

如上所述,中药治疗抽动障碍是在近年逐步摸索中发展起来的,目前尚未形成统一的治疗原则和系统的方案,每位医生按照自己的思路及经验指导各自不同的用药,从笔者临床治疗的抽动障碍患儿来看，目前还没有发现明显的毒副作用。笔者在治疗抽动障碍一般不使用有毒副作用的药味，而且要求长期服用中药治疗的患儿每隔半年查1次肝、肾功能。大部分家长会比较理解这项检查的意义，所以会较好地配合，自觉按时去复查肝、肾功能；其他家长在提醒后亦会按时复查肝、肾功能。到目前为止，笔者在临床治疗过程中还没有发现明显的肝、肾功能损害或者其他脏腑功能损害的患儿。一般来说，如果中药药味配伍得比较得当，适合患儿的体质时，不仅不会伤害肝、肾功能，亦不会伤害脾胃，而且还会对孩子的体质进行全面调整。

12. 抽动障碍患儿睡前的抽动动作及夜间沉睡后的身体抖动是否相同？

抽动障碍患儿通常在入睡前躺在床上的那段时间内症状会比较重，各种动作及发声会比较明显，而且会因为较多的动作及声音影响睡眠，因此大部分患儿有入睡较慢的症状，但睡熟后一般不会有抽动动作，亦不会发出各种声音。从目前抽动障碍的概念来看，睡熟以后的一些腿、胳膊或手指的抖动不属于抽动障碍的动作，但是在临床上确有一些抽动障碍患儿在熟睡后身体有抖动或喉中出声音，此时需要去做一些必要的检查，除外身体伴随有其他一些问题。如果患儿近期发育较快可以检查是否有低钙现象；或者这种夜间身体的抖动比较频繁时应该检查脑电图，除外是否会有其他疾病如癫痫等。还有一种情况是很多正常的孩子或成人夜间偶尔会出现的腿或手的抖动，是属于一种叫做夜间肌阵挛的症状，也叫做睡眠中周期性腿动，不必太过介意。

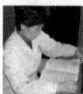

13. 抽动障碍是否会对患儿智力产生影响？是否会影响学习成绩？

从临床来看，单纯的抽动障碍患儿，不合并其他心理行为疾病及无智力发育异常，且大部分患儿的学习成绩是非常优秀的，这些孩子通常学习主动、认真、努力，不用家长督促。但有些抽动障碍患儿的病情比较重时，他们为了掩饰自己，不在上课时或不在同学面前出现症状或出声音，因为要努力自我克制而分散注意力，进而影响听课质量，难免会有成绩下降的现象，但这不是疾病本身造成的智力问题。还有的患儿服用一些药物治疗抽动障碍，那些药物的副作用会使他们整天感到困倦，头脑不清醒，甚至在课堂上亦能酣然入睡，此时必定会影响学习成绩。如果抽动障碍合并一些其他的心理行为疾病如注意缺陷多动障碍时会出现学习困难，亦会有成绩不佳，此时患儿应会有其他相关疾病的一些表现。

14. 抽动障碍患儿为什么会出现注意力不集中？

单纯抽动障碍患儿如果没有其他合并症通常不会影响智力，也不会出现注意力不集中，但如果有以下几种情况时可能会出现注意力方面的问题。

如果患儿的抽动症状比较严重，因自我克制尽量不要在同学面前、不要在课堂上有动作，不要出声音，此时便会出现注意力不集中，影响听课的质量，学习成绩可能会有暂时的下降。

再有如果抽动障碍患儿服用抗精神病类药物如盐酸硫必利片等，因其有安定、镇静作用，出现头晕、乏力、嗜睡等不良反应，甚至有个别患儿在课堂上经常睡觉，进而对注意力的集中会产生较大影响。

还有，如果抽动障碍患儿合并注意缺陷多动障碍综合征也会出现注意力不集中。

15. 抽动障碍合并注意缺陷多动障碍时，中药能否治疗？是否要很长的服药时间？

从目前现有的对抽动障碍及注意缺陷多动障碍的认识来看，西医学通常使用抗精神病类药物（如盐酸硫必利）治疗，会有安定、镇静的作用，亦会产生一定的不良反应；而注意缺陷多动障碍通常使用精神兴奋剂（如盐酸哌甲酯）治疗才会有较好的效果。二者的药用机制恰好相反，因此若同时用药会有一定的难度，治疗抽动障碍的药物会加重多动障碍的症状，而治疗多动障碍的药物亦会对抽动障碍有影响。与之不同，中药治疗疾病采用的是辨证论治，只要证候相同，不同的疾病可能会有相同的治法，如腹泻与便秘两个病如果都是由于脾胃虚弱引起的，治疗时均可使用相同的健脾胃的中药，中医学称之为异病同治；反之，疾病相同但证候不同则要求用不同的治法，如支气管炎由肺热引起的须用清肺泄热的药味，而由肺脾气虚引起的则须用补益脾肺的药味，中医学称之为同病异治。所以抽动障碍与多动障碍发生在一个人身上，通常证候是相同的，故同时用药治疗一般不会产生影响。但由于两种疾病的共存，确实需要相对长一些的治疗时间，恢复起来也会比单纯一种疾病要慢一些。

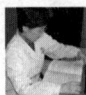

16. 抽动障碍是否过了青春期会自愈？抽动障碍患儿如果不治疗会有怎样的后果？

从临床来看，大部分抽动障碍患儿过了青春期后抽动的症状会逐渐减轻，但也有一些则随着年龄的增长，病情会逐步加重，甚至还没到青春期病情已发展到很严重的程度，而且会合并其他一些心理行为方面的改变，非常值得注意。从目前来看，抽动障碍不做任何治疗、任其发展，预后会出现以下 3 种情况：一是自愈，随着年龄的增长，抽动症状逐渐减少，以后不再出现症状，这是最好的结果；二是到成年以后，仍然会遗留一些抽动的症状，如眨眼、吸鼻、喉中出声或者是头部扭动等，但通常症状会比较轻，个别也会有较明显的症状；三是有些抽动障碍的患儿随着年龄的增长会合并一些其他心理行为等方面的问题，如强迫、抑郁、焦虑等，甚至会发展到精神分裂、躁狂等严重的程度。从目前的医疗水平来看，还不能预测哪些患儿到青春期后病情会逐渐好转，哪些病情会逐渐加重，因此还是建议家长尽早带患儿就诊。如果等到病情严重时再治疗，对患儿的身心发育非常不利，尤其是发病年龄较小者，还有很长时间才到青春期，这期间病情的变化是无法预测的，而且从临床上来看中药治疗抽动障碍用药越早，病情越容易恢复。

17. 为什么都是中药治疗，有的抽动障碍患儿好得快，有的就好得慢呢？

临床确实发现有些患儿治疗一段时间后抽动障碍的症状可以很快消失，甚至是患病时间较长的患儿亦能很快恢复；也有些家长和患儿很积极地配合治疗，按时服药，认真按照各项注意事项要求去做，病情康复亦会快一些。但有些患儿即使患病时间不长，家长很及时地带来治疗，仍不能获得很好的疗效，病情并不能很快的恢复，这种现象目前还没有很好的解释。因为本病病因不清，发病机制也不十分明确，通常将这种无明显诱因，病情时常反复、时轻时重、不易恢复，并且很容易出现合并症的情况称为难治性抽动障碍，其机制只有等待对本病有深入地认识后才能有明确的解释。还有就是，有的抽动障碍患儿同时患有其他疾病如注意缺陷多动障碍、强迫症等治疗时间亦会相对较长。

18. 治疗抽动障碍的中药一天喝几次比较好？

通常认为中药一般1日喝2次的情况比较多，但是根据病情需要亦有少量频服的服药方法。从药物吸收的角度来看肯定是少量频服的方式更好一些。中药药量相对比较多，尤其是自己煎煮的中药，如果每日喝2次，每次喝的药量就要大一些，患儿喝起来会比较困难，尤其是早晨尤为困难。当患儿要上学、上幼儿园时，喝完药后需要间隔20～30分钟再吃早饭，时间会较紧张，通常喝完药后就不想吃早饭了，这样对患儿的身体发育不利。所以建议早晨少喝一点中药，下午放学后约16～17点钟左右服中药1次，晚上睡觉前服中药1次，这样每日服3次中药会对疾病的治疗及患儿身体均更有利。因此建议治疗抽动障碍的中药每天喝3次，如果喝3次有困难，喝2次亦可。

19. 抽动障碍的中医治疗有哪些疗法？最常用的是什么？

目前抽动障碍的发病趋势仍然还在逐渐增高，为了更好地

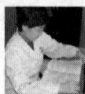

控制疾病，医务工作人员都在尽最大的努力从很多方面摸索本病的治疗。中医治疗抽动障碍到目前为止虽然只有 30 年的历史，但可以说在中医学的各个方面均展开了对抽动障碍治疗的探讨，并取得了积极的进展。目前报道的用于治疗抽动障碍的有中药、针灸、按摩、耳穴埋豆及穴位敷贴等疗法。当然其中研究的最早、最多，进展的最快的方法还是口服中药的治疗。单纯使用中药治疗抽动症状完全控制病情的报道较上述其他方法多很多，其他疗法通常是作为辅助疗法配合使用，可以缩短疗程。

20. 中药治疗抽动障碍症状消失后可以马上停药吗？应怎样减停中药？

目前临床上抽动障碍患儿服用中药治疗，抽动症状完全消失后减停中药主要有 2 种方式，一种是可以直接停药，另一种是选择逐渐减药，巩固治疗相当一段时间后再停药。这两种停药方法适用于不同类型的抽动障碍患儿。如果是年龄较小，患病时间不长，且服用中药较困难者，一般建议没有症状后便可以停药，但要提醒家长：这样不经巩固立即停药，患儿通常在若干时间后有症状复发的可能，如有复发继续服用中药治疗即可。而对于年龄偏大，病程较长，症状反复过几次或有合并症的患儿，建议症状消失后不要马上停药，最好认真地巩固一段时间比较好，以免病情反复，因为反复的次数越多，病情越难控制。

逐渐减停中药巩固治疗的方案如下：一般是服中药治疗，抽动症状完全消失 2 个月后开始减中药，原则是 2 个月递减 1 次。

例如，某患儿服用中药各种抽动症状完全消失2个月后，中药可改为2日服1剂，方法是1剂中药分4次吃，每日吃2次。

2日服1剂中药吃2个月后仍然没有症状，可改为3日服1剂中药，服法是1剂中药吃2日，第三日不服药。如果2日服1剂中药后出现症状，就要坚持之前的服药原则，直至症状完全消失2个月再减至3日1剂中药。

3日服1剂中药吃2个月后没有症状，可减为4日服1剂中药，即1剂药吃2日停2日，不服中药；如果3日服1剂中药后出现症状，就要坚持之前的服药原则，直至症状完全消失2个月再减至4日服1剂中药。

4日服1剂中药服2个月后没有症状减为5日服1剂中药，即1剂药吃2日停3日。

服2个月后没有症状减为7日服1剂中药，即1剂药吃2日停5日。

7日服1剂中药约服半年左右可彻底停服中药。

完全停服中药后还应按照注意事项要求去做，要注意的是2年内不能玩游戏机。从临床疗效来看，按照上述减药方法逐渐减停中药的患儿抽动症状复发的可能性可降至最低。

21. 中药治疗抽动障碍多长时间复诊一次比较合适?

根据抽动障碍病变特点结合目前临床中药治疗抽动障碍的疗效综合分析，拟2次就诊间隔以2～4周比较理想。因为抽动障碍除少数病情极重的患儿外基本都属于慢性病变，而且本病的症状又如波浪样上下起伏反复不定，每次调整用药后，身

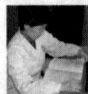

体都要经历一个药物的吸收、发挥作用、逐渐变化的过程，然后根据患儿症状变化的情况分析下一步治疗的重点，确定治法，调整用药。考虑抽动障碍疾病症状上下起伏、交替变化的时间及中药治疗后能够观察到药物发挥作用所需要的时间，因此需要一定的时间，一般以 2~4 周为宜，所以我们建议以 2~4 周就诊 1 次最为合适。当然有时会考虑路途的因素，所以路途较远的患儿以 6~8 周就诊 1 次亦可。

22. 抽动障碍患儿就诊时已在服用西药治疗，加服中药后如何减停西药？

由于西药的副作用令家长不愿意给患儿长期服用，临床上经常遇到在服用中药后家长总是急切地询问怎样减西药，都希望可以尽快减停西药。其实，无论是否服用中药，西药都需要慢慢地减停，如果减得过快会出现病情极大地反复。

我们在临床上摸索到减停西药的原则是：如果加用中药后病情得到比较平稳的改善，中西药同时服用 2 周后可以开始减西药。具体方法是 2 周减 1/4 片，如患儿原来服用盐酸硫必利片（每片 100mg）早晚各 1 片，此时应从早晨减起，即服中药 2 周后早晨服盐酸硫必利片 3/4 片，晚上还是 1 片；服中药 4 周后早晨服盐酸硫必利片 1/2 片，晚上还是 1 片；服中药 6 周后早晨服盐酸硫必利片 1/4 片，晚上还是 1 片；服中药 8 周早晨停服盐酸硫必利片，仅晚上服 1 片。早晨的西药减停以后再开始减晚上的，即服中药 10 周后晚上服盐酸硫必利片 3/4 片；服中药 12 周后晚上服盐酸硫必利片 1/2 片；服中药 14 周后晚上服盐酸硫必利片 1/4 片，服中药 16 周后停服晚上的盐酸硫必利片，此时西药就全部减停了。如果同时服用 2 种或 2

种以上的西药，减药的原则是 1 次只减一种西药，减完一种减另一种，原则还是 2 周减 1/4 片。如在减停西药的过程中遇到病情反复，则维持此时西药的用量不动，直到病情再次稳定后再继续减西药。

23. 中药治疗抽动障碍加用针灸或按摩是否对病情有帮助？家长自己给孩子按摩是否对病情好转有利？

目前无论是中医或西医治疗抽动障碍都是处于探索中，中医开展了很多方法从不同的角度摸索抽动障碍的治疗，如中草药、按摩、针灸、耳穴贴豆、穴位敷贴等等，但是仍然没有绝对特效的治疗方法。上述这些中医治疗方法中，中草药治疗抽动障碍的研究开始得比其他方法要早，而且研究中草药治疗抽动障碍的医生亦比较多，研究进展得比较快，取得的疗效相对好一些。因此到目前为止，单独使用中草药控制病情使抽动症状消失的病例报道比较多，单独使用针灸或按摩控制抽动症状的报道不多，一般会同时配合中草药。中医按摩是在中医辨证思想的指导下，结合经络、穴位及不同的按摩手法，对失调的脏腑、经络功能进行调整，因此按摩是有专业手法的，所以通常专业的人员会做得比较有效。目前许多家长对按摩非常感兴趣，也都希望能尽自己一份力量帮助孩子尽快恢复健康。有很多家长提出自己边看书学习边给孩子做按摩配合治疗是否可行？应该说家长根据书本的描写尝试进行按摩通常效果不十分明显，但亦未发现明显的副作用。因此我们认为如果家长愿意尝试，可以进行适当的按摩治疗，当然到正规的中医院去进行专业的按摩治疗是最好的。

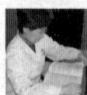

24. 抽动障碍患儿睡眠常见有哪些问题?

从抽动障碍患儿家长反映的情况来看,这些孩子普遍存在睡眠问题,主要表现在入睡慢,这也是患儿家长反映最多的问题。由于患儿的抽动动作在入睡之前、躺在床上的一段时间内相对集中出现,各种不停的动作及发出的声音极大地妨碍患儿入睡,故入睡慢在抽动障碍患儿身上较常见。再有,抽动障碍患儿通常比较容易兴奋,躺在床上异常兴奋,亦可导致患儿入睡慢。其他的睡眠问题还有诸如夜眠不实,来回翻滚,睡眠中磨牙,睡眠梦多,说梦话,噩梦纷纭,眠中坐起或行走,眠易醒,遗尿等问题。因为抽动障碍目前病因不清,上述问题还没有很好的解释,还需在真正的病因清楚后再作出明确的解释。

25. 中西药物治疗抽动障碍的优缺点?

中西药物治疗抽动障碍的侧重点不同,在临床上会发挥着不同的优势。西医学对本病的研究已有近200年的历史,积累了一定的经验,但由于至今病因仍不清,因此用西药从根本上控制本病有一定的困难,到目前为止仍没有特效的药物,还是以逐步的缓解、控制症状为主。在1种西药不能完全控制症状时,采用逐渐加大剂量或2种及2种以上的药物配合使用的方法,大部分患儿的病情是在短时间内能够较快地得到控制。但是随着西药的剂量逐渐加大后,副作用也逐渐趋于明显、增多,会造成家长的恐慌。中药治疗抽动障碍的摸索到目前只有30年的历史,故有很多思路、方法、用药还在探讨中。尽管如此,中药治疗抽动障碍还是比较有效的,而且已得到了患儿及家长的肯定。到目前为止,即使是较长时间服用中药治疗抽动障碍，临床亦未发现有明显毒副作用，这也是让很多患儿家长倾向于选择中药治疗的原因之一。此外，中药治疗抽动障碍还有一个特点就是可以对患儿的体质进行调整，故经中药治疗后患儿不仅抽动的症状可以得到有效的控制，患儿的精神、饮食、睡眠、性格等诸多方面均有不同程度的改善，这些症状的改善无疑有助于抽动障碍病情的恢复。

26. 抽动障碍患儿的病情是否要让老师知道？

从临床上来看轻、中度的抽动障碍患儿在家里可能各种动作、各种声音非常明显，但在学校里基本上都能控制住自己的症状，可以在很长时间内不会被老师和同学发现，这种情况下应尊重孩子的意愿，选择是否让老师知道病情。有些患儿的病情没有得到很好的控制，发展到影响课堂，比如上课时会发出较大的声音或有较大的动作，不仅影响自己听课，而且影响其他同学听课时，就有必要跟老师说清楚孩子的病情，以取得老师的谅解及在治疗上的帮助。但是病情已发展到在课堂上不能控制自己的情况时，建议患儿最好还是在家休息一段时间，以争取最好的治疗，尽快地使身体恢复健康。

27. 抽动障碍与感冒、鼻炎、咽炎、结膜炎的关系？

抽动障碍与感冒、鼻炎、咽炎、结膜炎的关系是相当密切的，在临床上经常看到有些患儿抽动障碍的症状是继发于反复的感冒、鼻炎、咽炎、眼结膜炎之后出现的；有些患儿在以上疾病反复不愈，按照炎症治疗长时间不能控制时，经重新审视整个疾病过程时才被确诊患有抽动障碍。而抽动障碍患儿在上

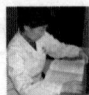

述这些炎症出现时抽动症状会明显加重，在将炎症很好地控制后抽动症状亦会明显减轻。因此从中医整体观点的角度来看：二者是互相关联的，并且关系是非常密切的，但其中相互作用的机制目前仍是不可能阐述得十分清楚。应该提醒患儿家长注意的是：在日常的生活中应尽量预防感冒，减少上述各种炎症的发生，至少在目前情况下对本病的尽快恢复还是有很大帮助的。

28. 为什么目前抽动障碍发病率逐渐增高？什么样的儿童是抽动障碍高发人群？

抽动障碍目前病因不清，因此很难说清为什么目前发病率如此快速增高。我们曾做过 700 例抽动障碍患儿发病相关因素的调查，并与 70 例正常儿童作对照，结果显示：两组儿童在以下方面有明显的不同，或者进一步说抽动障碍患儿具有以下特征：性格敏感，易紧张，易委屈，易生气，易兴奋，易胆小；睡眠方面存在一定问题，如入睡慢，夜眠不实，易醒，多梦，坐起叫喊，夜眠走动，夜眠磨牙；他们通常学习主动，各项成绩优秀，凡事追求完美；家长教育方式亦是高标准、严要求；或有些患儿沉溺于游戏机的时间过长；在胎产方面有异常史的孩子，如剖腹产、窒息、早产儿抽动障碍的发病率亦较高；大部分患儿有反复感冒、鼻咽炎、结膜炎等慢性炎症的病史。具有以上特点或性格特征，是抽动障碍的高发人群。提请具有如此性格特征孩子的家长注意调整他们的学习和生活节奏，劳逸结合，给他们相对宽松的环境，使其身心能够健康成长。

29. 抽动障碍患儿家长如何做才能对患儿病情的恢复有帮助?

总的来说抽动障碍患儿具有敏感细腻、心事重的性格特征，即使生活及学习方面微小的变化，他们都能随时感受得到。但这些孩子会非常明事理，所以对待这样的孩子要周到、细腻，凡事及时与他们认真沟通、协商，应该会对病情是有帮助。需要指出的是抽动障碍患儿本身对患病已是很苦恼，他们在学校需努力克制自己，尽量不让同学发现自己的症状，在学校一整天的高度紧张后，回家时已是身心非常疲惫，同时还要面对大量的作业，因此家长应尽量给患儿提供一个轻松的环境，多与他们交流学校的生活、同学间的趣事，不要过多地询问孩子在学校抽动动作的多少或成绩的好坏。家长亦不要整天愁眉苦脸，抽动障碍的孩子大多敏感细腻，家长脸上的情绪变化孩子很快就会体察得到，由此造成的紧张及压力会妨碍病情的恢复。如果家长有时间可以陪孩子做一些适当的运动，可起到缓解紧张情绪、增强体质、提高抵抗力的作用。

凡在我院就诊的患儿，每人都会得到一份注意事项，各种必须注意的内容已经写得非常清楚，只要能够做到就已经足够了。

30. 抽动障碍患儿是否可以长时间听 MP3? 哪种音乐不适宜听?

现在的孩子们每天课业负担都很重，很少有放松的时间及形式。抽动障碍患儿已被限制玩游戏机了，因此听 MP3 放松一下原则上是可以的，关键是听音乐时间的长短及音乐的内容。显然听音乐时间不宜过长，作为一种放松和休息，或者说

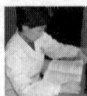

是增加文化的修养，应以平静、和缓、轻松、欢快的音乐为宜，那种过分激烈敲打、节奏快速的音乐及震耳欲聋的音量对抽动障碍患儿不是很适宜。

31. 抽动障碍患儿是否可以看电视？每天以多长时间为宜？哪些内容的电视不宜看？

从临床来看，看电视对抽动障碍患儿还是有影响的，经常有家长反映看电视时或看电视时间较长后患儿抽动的症状会比较明显。因此，对于抽动障碍患儿看电视还是要有限制的，一般一天20~30分钟为宜；电视的内容以平静、和缓、轻松为宜，太过激烈、太过兴奋、太过紧张甚至恐怖的内容都不适合。特别要提出的是，有些电视内容虽然是少儿的动画片，但其中的怪兽面目太过狰狞，还有些科幻影片或科学探索影片亦过于紧张惊险甚至恐怖，均不适宜抽动障碍患儿。临床亦发现惊吓对抽动障碍的病情会有一定的影响，而抽动障碍的患儿通常都很胆小、易紧张，有些电视内容对正常的儿童不会有不良影响，但抽动障碍患儿则可能会受到惊吓，于病情不利，提请家长注意。

32. 抽动障碍患儿在中药治疗过程中出现病情反复是否正常？

抽动障碍疾病本身就具有不断反复的特征，有人形容其病变过程像波浪一样或者像锯齿一样忽高忽低，即使是在用药治疗的过程中，无明显诱因出现的病情反复、症状突然加重都是很常见的。从我们临床来看，基本上每位患儿在中药治疗过程中都会有病情反复的过程，有的患儿症状反复的比较轻，有的患儿则比较重，持续的时间也较长，反复的非常明显，甚至有些患儿病情反复到用药治疗之前的程度。其反复的机制目前也不十分清楚，有些患儿甚至服用的是相同的中药，第一周症状明显减轻，但第二周就会出现病情的反复，而且大部分患儿根本找不到反复的原因，所以每一位患儿家长都要正确看待孩子病情的反复，做好思想准备。

33. 中药治疗抽动障碍的过程中出现病情反复是否要立即更换中药？应如何应对？

中药治疗抽动障碍过程中会出现各种病情的变化或病情的反复，我们在临床治疗时每次遇到病情反复的患儿，都会详细地了解和询问，试图找到病情反复的原因，有的患儿是有诱因的，更多的则是没有明显的诱因，甚至有的患儿是在每次更换中药药味后病情都有轻微的反复，病情先加重后又减轻。因此在患儿病情反复时家长要做的就是详细地观察孩子的病情，仔细回忆病情变化之前几天生活和学习的情况，分析可能导致病情变化的诱因。抽动障碍与其他的疾病有很大的不同，就是导致病情变化的原因太多，既可以是由于疾病本身的变化，也可以是由于某些诱因造成的，或者是由于更换药味引起的。因此患儿的病情发生变化时家长应该有一个基本的分析，如果是由病情变化引起的，根据抽动障碍病情波动不定的特点，过一段时间后病情会逐渐好转，甚至是明显好转；如果家长能够分析出导致病情反复的诱因，应尽快去除诱因，否则病情会持续恶化；有些则是药味配伍不当导致的病情反复，此时需要多服用几天原来的药物加以证实。由此看来，患儿的病情发生变化时家长先不要惊慌，仔细分析可能存在的原因，不要病情稍有变

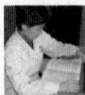

化就慌忙找医生更换药味。

这里要特别指出的是中医古籍没有记载抽动障碍的治疗方法，因此目前中药治疗抽动障碍没有任何资料可供参考，需要从临床治疗中不断摸索，即使是药味使用得不当亦要坚持几天，以便得到医生的确认，然后再提供给医生病情变化的详细情况，一起来分析是坚持服药，还是需要换药及应怎样调换药味。

34. 抽动障碍合并强迫症的患儿中药能否控制病情?

随着中药治疗抽动障碍的逐步深入，目前发现抽动障碍患儿尤其是病程较长、年龄较大的患儿，合并其他一些心理行为方面的障碍是较常见的，临床上较多的是合并强迫症状，包括强迫观念、强迫动作等等，甚至有人认为抽动障碍与强迫症很难截然分开，二者时常同时并见。根据患儿合并强迫症的病情特征、症状特点，过去一段时间我们在临床上对此类患儿进行一些有意义的摸索治疗，并取得了很好的效果，现在使用中药治疗抽动障碍合并强迫症已经有了确切的疗效，只是比治疗单纯抽动障碍的时间相对更长一些。

35. 中药治疗抽动障碍是否有副作用? 长时间服用中药对人体是否有伤害?

中药治疗抽动障碍到目前还未发现明显的毒副作用。一直以来，我们在临床上治疗抽动障碍时特别注意使用那些没有毒性的中药药味，但因本病的中药治疗需要较长时间的服药，我们在临床上通常会建议并督促家长每隔半年查肝、肾功能1

次。大部分家长会尊重我们的建议，按时给孩子复查。到目前为止，还没有发现肝、肾功能异常及其他方面异常的患儿，当然还需要进一步认真长期的追踪观察。一般来说中医治疗疾病如果临床辨证准确，中药配伍合理，方药的组成非常适合患儿的体质，通常是不会对机体产生伤害的；相反如果医生辨证不准确，中药的配伍与患儿的体质不相适应，即使短时、少量的服药亦会产生一定的副作用。

36. 抽动障碍发病或复发的高峰季节是什么时候？

从临床上一些家长叙述的患儿发病情况来看，每个患儿发病或容易复发的季节是不尽相同的，有的在夏季病情加重，有的则在冬季明显加重，还有的患儿病情反复，无明显的季节性及规律性。但从我们多年的临床观察综合分析来看：春季是抽动障碍发病或复发的高峰季节，尤其是春节前后，孩子放寒假在家，又逢春节，生活习惯、作息时间均被打乱，春节家里人来人往，气氛热烈，孩子极易兴奋；此时又值冬去春来季节气候交替之时，孩子亦容易罹患呼吸道感染，诱发或加重本病，或者是过完寒假刚开学的一段时间内，孩子不适应紧张的学习节奏，此时孩子的身体及心理会出现明显的不适，以致抽动障碍极易反复复发。

37. 抽动障碍病情复发的主要原因是什么？

由于抽动障碍的病因仍不清楚，所以这里谈复发的原因依据是不足的，但在临床上通过对大量患儿复发时详细情况的调查和分析，还是能够找到一些共性的，至于这些共性与抽动障碍的关系目前尚不能定论，这里只是提出来以供患儿家长参

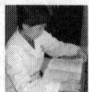

考。我们总结患儿家长能够说出的病情反复的第一位原因就是"感冒"，抽动障碍患儿反复呼吸道各部位的感染非常常见，咽炎、扁桃体炎、喉炎、鼻炎、支气管炎等反复不愈，除感染导致的炎症外，当然还应包括过敏所致的炎症。人为可控制的因素中玩电脑增多亦是较集中的原因，其他就是各种导致患儿紧张的因素，诸如考试紧张、受到惊吓后紧张、初到新环境紧张（刚上幼儿园、到新学校）等等，都是本病复发的最常见的原因。

38. 抽动障碍是否能治愈？有遗传倾向的患儿是否能治愈？

抽动障碍患儿经过治疗后在一段时间内症状可以完全消失，从目前的标准来看这还不能算是治愈，严格地来说这只能称为短期治愈或短期症状消失。因为本病的病因病理不清，目前经过治疗后症状虽全部消失，但不知道是否病因、病灶已经彻底去除，所以没有依据说本病今后是否还会复发。到目前为止临床上经过我们中药治疗后症状全部消失，并且在很长一段时间内（最长约10年）不出现抽动症状的病例是有一些，但仍没有依据说这部分患儿已彻底治愈。有遗传倾向的患儿是否就不能治愈目前亦没有足够的依据作出评价。

39. 抽动障碍出现哪些症状表示病情加重？

抽动障碍的病因病理异常复杂，临床表现亦非常复杂，不同部位的抽动伴有发声此起彼伏交替出现，有些患儿还可与强迫症状、局部炎症、过敏反应引起的局部不适等多方面的异常交织在一起，有时难以界定。从临床上来看出现以下情况基本说明病情有加重的趋势，如出现同时抽动的部位增多，抽动的频率增快，抽动的幅度增大，或者是几种动作混合出现，出声的音量增大、频率增快，或者出现秽语、自言自语、模仿语言、重复语言及合并情绪方面的改变等应予以重视。

40. 抽动障碍是否具有遗传性？

因为目前抽动障碍的病因病理不清，大多数人认为遗传因素与本病密切相关，临床观察到的一些现象亦支持本病与遗传有关，如家庭祖辈上几代有抽动障碍或其他精神心理行为方面疾病的孩子患病率高；孪生子女同时发病率高，而且单卵双胎较双卵双胎发病率明显增高，这些证据支持本病有明显的遗传倾向，甚至有人认为遗传因素对本病发病影响可达75%以上。但是在基因研究如此盛行的今天，很多人从遗传的角度对本病进行了研究，至今尚无可致抽动障碍发生的单一基因被发现，遗传模式尚不明确，重要的疾病基因尚未分离。因此，单从基因遗传研究尚不能阐明抽动障碍的病理生理学机制，所以抽动障碍确切的遗传机制有待今后进一步的研究。

参考文献

［1］刘智胜. 小儿多发性抽动症. 人民卫生出版社, 2002, 5.

［2］Jankovic J. Tourette's syndrome. New England Journal of Medicine, 2001, 345 (16): 1184~1192.

［3］Comella C L. Gilles de la Tourette's syndrome and other tic disor-ders. CONT-INUUM: Lifelong Learning in Neurology, 2004, 10 (3): 128~141.

［4］Bohlhalter S, Goldfine A, Matteson S, et al. Neural correlates of tic generation in Tourette syndrome: an event-related functional MRI study. Brain, 2006, 129: 2029~2037.

［5］雷婧, 邓维, 宋治, 等. 抽动秽语综合征遗传学研究. 生命科学研究, 2011, 15 (2): 75~76.

［6］Leckman J F, Bloch M H, Scahill L, et al. Tourette Diagnostic and Statistical Manual of Mental Disorders, 4th ed. DSM-Ⅳ. Washington D. C.: American Psychiatric Association, 1994: 100~105.

［7］Tourette's Syndrome Classification Study Group. Definitions and classification of tic disorders. Arch Neurol, 1993, 50: 1013~1016.

［8］Mejia N I, Jankovic J. Secondary tics and tourettism. Rev Bras Psiquiatr, 2005, 27 (1): 11~17.

［9］Kompoliti K, Goetz C G. Hyperkinetic movement disorders

misdiagnosed as tics in Gilles de la Tourette syndrome. Mov Disord, 1998, 13 (3): 477~480.

[10] 常健, 李海波, 梁东, 等. 肺炎支原体感染与儿童多发性抽动症相关性研究. 中国神经精神疾病杂志, 2006, 32 (4): 349.

[11] Scahill L, Erenberg G, Berlin C M Jr, et al. Contemporary assessment and pharmacotherapy of Tourette syndrome. NeuroRx, 2006, 3 (2): 192~2061.

[12] Gaffney G R, Perry P J, Lund B C, et al. Risperidone versus clonidine in the treatment of children and adolescents with Tourette's syndrome. J Am Acad Child Adolesc Psychiatry, 2002, 41: 330~336.

[13] Sallee F R, Kurlan R, Goetz C G, et al. Ziprasidone treatment of children and adolescents with Tourette's syndrome: a pilot study. J Am Acad Child Adolesc Psychiatry, 2000, 39: 292~299.

[14] Porta M, Maggioni G, Ottaviani F, et al. Treatment of phonic tics in patients with Tourette's syndrome using botulinum toxin type A. Neurol Sci, 2004, 24: 420~423.

[15] Marras C, Andrews D, Sime E, et al. Botulinum toxin for simple motor tics: a randomized, double – blind, controlled clinical trial. Neurology, 2001, 56: 605~610.

[16] Pediatric OCD Treatment Study (POTS) Team. Cognitive – behavior therapy, sertraline, and their combination for children and adolescents with obsessive – compulsive disorder: The Pediatric OCD Treatment Study (POTS) randomized controlled

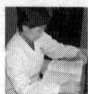

trial. JAMA, 2004, 292: 1969～1976.

[17] Tourette Syndrome Study Group. Treatment of ADHD in children with tics: a randomized controlled trial. Neurology, 2002, 58: 527～536.

[18] Woods D W, Himle M B, Conelea C A. Behavior therapy: other interventions for tic disorders. Adv Neurol, 2006, 99: 234～240.

[19] Ackermans L, Temel Y, Visser - Vandewalle V. Deep brain stimulation in Tourette's Syndrome. Neurotherapeutics, 2008, 5 (2): 339～3.

[20] 李伟荣, 姚丽梅, 宓穗卿, 等. 冰片对大鼠下丘脑组胺、5 - 羟色胺含量的影响. 中药材, 2004, 27 (12): 937.

[21] Sallee F R, Gilbert D L. Vinks A A, et al. Pharmacodynamics of ziprasidone in children and adolescents: impact on dopamine transmission. J Am Acad Child Adolesc Psychiatry, 2003, 42 (8): 902～907.

[22] 刘健, 霍展祥. 谷氨酸对多发性抽动症发病的影响. 实用儿科学临床杂志, 2005, 20 (5): 460～462.

[23] 唐洪丽, 刘放南. 儿童抽动障碍血浆兴奋性氨基酸水平与行为心理的相关性研究. 江苏医药杂志, 2003, 29 (10): 725～727.

[24] 中华医学会神经病学分会帕金森病及运动障碍学组. 抽动秽语综合征诊断及治疗指南. 2011.

[25] 李雪荣. 现代儿童精神病学. 长沙: 湖南科学技术出版社, 1994: 250.

［26］ 中华医学会精神科分会. 中国精神障碍分类与诊断标准. 第3版. 济南：山东科学技术出版社，2001，161.

［27］ 李香玉，原晓风. 原晓风教授治疗小儿多发性抽动症经验拾萃. 中国中西医结合儿科学，2010，2（6）：502～503.

［28］ 石海莎，王晓莉. 张新建教授治疗小儿多发性抽动症经验. 世界中西医结合杂志，2010，5（12）：1024～1025.

［29］ 李海朋. 陈梁治疗小儿多发性抽动症的临床经验. 湖北中医杂志，2011，33（2）：26～28.

［30］ 朱瑛，何平. 刘以敏主任治疗多发性抽动秽语症临床经验举隅. 云南中医学院学报，2006，29（5）：27～28.

［31］ 李菊香. 杨廉德教授治疗小儿多发性抽动症经验. 中医研究，2009，22（9）：60～61.

［32］ 陈祺，宣桂琪. 宣桂琪名老中医治疗小儿抽动－秽语综合征. 中医药学报，2009，37（3）：43～45.

［33］ 赖东兰，李宜瑞. 李宜瑞教授治疗儿童抽动－秽语综合征经验述要. 中医药学刊，2004，22（7）：1176.

［34］ 薛小娜，李瑛. 王素梅教授治疗多发性抽动症经验撷萃. 四川中医，2008，26（10）：3～4.

［35］ 王守运，姜蕾. 鲍远程治疗多发性抽动症经验，中医药临床杂志，2010，22（12）：1042～1043.

［36］ 邹治文，文胜. 从肝论治多发性抽动症400例，中华中医药杂志，2006，21（1）：38～39.

［37］ 李宝玲，毛缨. 抽动－秽语综合征治验举隅，山西中医，2007，23（4）：49.

［38］ 毛三宝. 五虫定动汤治疗小儿抽动症32例. 浙江中医杂志，2010，45（3）：229.

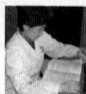

[39] 彭征屏，冀晓华. 安效先治疗小儿抽动秽语综合征经验. 中国民间疗法，2006，14（10）：8~9.

[40] 吴敏，倪红宝. 肝肺并调法治疗儿童抽动秽语综合征临床研究. 上海中医药杂志，2005，39（12）：35~36.

[41] 季之颖，陈芳. 陈昭定教授治疗儿童抽动症经验. 中国中医急症，2006，15（3）：278.

[42] 龚人爱. 宣桂琪治疗抽动秽语综合征经验撷萃. 江苏中医药，2004，25（5）：8~9.

[43] 张玉和. 黄禾生老师治疗多发性抽动症经验. 亚太传统医药，2007，（4）：46~47.

[44] 张锡元. 平肝熄风法治疗儿童多发性抽搐症. 天津中医药，2007，24（2）：113.

[45] 吴力群，王素梅，崔霞，等. 胡天成教授从血论治小儿多发性抽动症经验. 四川中医，2010，28（1）：11~12.

[46] 李少春. 自拟静宁汤治疗儿童抽动－秽语综合征临床观察. 中国中医急症，2010，19（8）：1299~1230.

[47] 方思远. 从虚风痰论治小儿抽动秽语综合征. 新中医，2002，34（12）：68.

[48] 欧芳兰，柳静，李凤美. 裴学义治疗抽动秽语综合征的经验. 北京中医，2001，1：5~6.

[49] 郝宏文. 王素梅扶土抑木法治疗多发性抽动症经验. 中国中医药信息杂志，2010，17（3）：86~87.

[50] 冯兆才，马融. 理脾平肝息风法拟方治疗小儿多发性抽动症60例临床观察. 中医药临床杂志，2007，19（3）：257~258.

[51] 艾小文，王立华. 抽动－秽语综合征从脾论治. 山东中

医杂志，1999，18（5）：208.

[52] 解晓红. 扶土抑木法治疗儿童抽动－秽语综合征59例. 中西医结合心脑血管病杂志，2005，3（12）：1111～1112.

[53] 孟丽华，郑丽新. 中药治疗小儿抽动秽语综合征58例. 吉林中医药，2006，26（2）：24.

[54] 王红雨. 文静汤治疗抽动秽语综合征64例分析. 实用中医内科杂志，2007，21（3）：68.

[55] 朱先康，韩新民."定抽颗粒"治疗小儿多发性抽动症30例临床观察. 江苏中医药，2009，41（2）：37～38.

[56] 高鸿. 从肝论治抽动－秽语综合征探析. 实用中医内科杂志，2004，18（3）：192～193.

[57] 马瑞萍，李安源. 养阴柔肝法论治小儿抽动－秽语综合征. 云南中医学院学报，2005，28（4）：58～59.

[58] 刘堂义，胡建华. 胡建华治疗多发性抽动－秽语综合征经验举隅. 上海中医药杂志，2007，41（5）：50～51.

[59] 肖旭腾，刘洪校. 定风安神汤治疗儿童抽动症46例疗效观察. 新中医，2001，33（10）：20～21.

[60] 倪晓红. 龙胆泻肝汤加减治疗小儿多发性抽动症58例. 中国中医药科技，2007，14（2）：67.

[61] 李香玉，原晓风. 清心疏肝法配合心理干预治疗小儿多发性抽动症临床观察. 中国妇幼保健，2010，25：5134～5135.

[62] 谢佑宁. 平肝清胃法治疗小儿抽动－秽语综合征. 时珍国医国药，2000，11（1）：80.

[63] 张占玲. 徐荣谦教授治疗小儿抽动－秽语综合征经验. 中医儿科杂志，2009，5（6）：3～4.

[64] 张骠，林节. 滋肾平肝、熄风化痰法治疗小儿多发性抽动症40例. 陕西中医，2007，28（7）：771～773.

[65] 苗晋，苗琦. 抽动－秽语综合征的中医治疗. 陕西中医函授，2002，2：1～5.

[66] 葛鼎，董文锋. 倪蔼然治疗儿童多动综合征、多发性抽动症经验. 中医杂志，2010，51（9）：788～789.

[67] 王文革，孟宪军. 汪受传治疗小儿多发性抽动症的经验. 辽宁中医杂志，2004，31（3）：181～182.

[68] 马瑞萍，李安源. 养阴柔肝法论治小儿抽动－秽语综合征. 云南中医学院学报，2005，28（4）：58、64.

[69] 陈耀金，郑健. 郑健治疗小儿抽动－秽语综合征经验. 中医药临床杂志，2009，21（5）：390～392.

[70] 于作洋. 刘弼臣从肺论治小儿抽动－秽语综合征经验. 中国中医药信息杂志，2006，13（4）：81.

[71] 徐荣谦，孙洮玉. 刘弼臣教授治疗多发性抽动症的经验撷萃. 北京中医药大学学报，2006，13（6）：32～33.

[72] 吴敏，路薇薇. 中药治疗儿童抽动秽语综合征临床疗效分析. 中国中医药信息杂志，2006，13（11）：68～69.

[73] 陈新. 李素卿治疗多发性抽动症经验简介. 山西中医，2010，26（3）：9～10.

[74] 任晓峰，曾鸿鹄. 陈运生教授治疗儿童多发性抽动症经验. 中医儿科杂志，2009，5（4）：1～2.

[75] 张帆，朱盛国，李艳. 儿童多发性抽动症的中医辨证施治规律探讨. 上海中医药杂志，2007，41（5）：52～53.

[76] 罗爱华，孙亚红. 陈夏六君子丸合加味逍遥丸治疗小儿多发性抽动症的临床疗效观察. 中国民族民间医药，

2010，19（10）：21～22.

[77] 吴力群，王素梅. 从血论治小儿多发性抽动症. 第25届中医儿科学术研讨会暨中医药高等教育儿科教学研究会会议学术论文集，2008.

[78] 刘志文. 李宜瑞治疗小儿抽动－秽语综合征经验. 山东中医杂志，2007，26（6）：419～420.

[79] 王俊宏. 刘弼臣教授论治小儿抽动－秽语综合征经验. 北京中医药大学学报，1999，22（3）：17～18.

[80] 刘昌艺. 刘弼臣教授治疗抽动－秽语综合征的经验. 山西中医，1997，13（6）：9～10.

[81] 徐荣谦，孙洮玉. 刘弼臣教授治疗多发性抽动症的经验撷萃. 北京中医药大学学报（中医临床版），2006，13（6）：32～33.

[82] 张霞，史英杰. 涤痰化瘀法治疗小儿多发性抽动症32例临床观察. 四川中医，2009，27（3）.

[83] 孙孝登. 中医辨证分型治疗抽动秽语综合征86例. 中医杂志，2001，42（7）：425～426.

[84] 张玉龙，易礼兵. 小儿抽动症的辨证施治. 四川中医，2006，24（9）：31～32.

[85] 焦敏，曾伟刚. 小儿抽动－秽语综合征的辨治体会. 辽宁中医药大学学报，2006，8（4）：96.

[86] 张军，叶冬兰. 胡成群主任医师辨治小儿多发性抽搐症经验. 北京中医药，2008，27（1）：15～16.

[87] 朱桂玲. 蝎蒲钩藤饮治疗抽动秽语综合征64例疗效观察. 四川中医，2004，22（11）：72～73.

[88] 于忠翠，林海霞. 育肝息风汤治疗小儿抽动秽语综合征

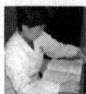

120 例. 中国中医急症, 2005, 14 (4)：305.

[89] 于荣艳, 潘晶. 自拟清珍散治疗儿童抽动－秽语综合征 21 例报告. 甘肃中医, 2006, 19 (5)：30.

[90] 宋启劳. 自拟熄风停治疗小儿多发性抽动症 36 例. 现代中医药, 2005, 25 (5)：40～41.

[91] 于作洋, 王基鑫. 健脾平肝汤治疗小儿多发性抽动症临床观察. 北京中医药大学学报（中医临床版）, 2006, 13 (3)：11～12.

[92] 卢瑞琴. 健脾平肝丸合抽秽散治疗儿童抽动秽语综合征临床观察. 中医药学刊, 2006, 24 (1)：182.

[93] 赵春玲, 李蓄华, 中药熄风祛痰汤治疗小儿多发性抽动症 60 例. 中医儿科杂志, 2006,, 2 (1)：33～34.

[94] 季之颖等. 青紫止痉汤治疗儿童多发性抽动症临床观察. 中国中医急症, 2009, 18 (10)：1613～1614.

[95] 陈亨平. 自拟熄风牵正汤治疗儿童抽动症临床观察. 浙江中西医结合杂志, 2008, 18 (5)：300～301.

[96] 张骠, 林节. 滋肾平肝、熄风化痰法治疗小儿多发性抽动症 40 例. 陕西中医, 2007, 28 (7)：771～773.

[97] 冯刚, 马丙祥. 熄风静宁汤加减治疗小儿多发性抽动症 63 例临床总结. 四川中医, 2005, 23 (5)：64～65.

[98] 陈列红. 多发性抽动症中医处方之综合分析. 江苏中医药, 2010, 42 (5)：61～63.

[99] 刘弼臣, 刘昌义. 息风制动颗粒治疗小儿抽动－秽语综合征 60 例临床观察. 北京中医药大学学报（中医临床版）, 2006, 13 (4)：25～26.

[100] 张立秋, 宋长艳. 抽动宁冲剂治疗儿童多发性抽动症的

临床疗效观察. 中医儿科杂志, 2008, 4 (3)：24～26.

[101] 张晓霞. 抽动散治疗小儿多发性搐动症 60 例. 第 25 届中医儿科学术研讨会暨中医高等教育儿科教学研究会论文专集.

[102] 杜革术. 针刺治疗儿童抽动秽语综合征疗效观察. 上海针灸杂志, 2007, 26 (3)：5～6.

[103] 刘媛媛, 艾宙. 针刺背俞穴治疗小儿抽动秽语综合征 28 例. 上海针灸杂志, 2007, 26 (7)：21.

[104] 高凤霞. 针刺百会、五脏原穴为主治疗小儿抽动秽语综合征 32 例. 新中医, 2007, 39 (4)：56.

[105] 杨丽霞, 吴俊, 周贤刚. 以针刺为主的综合康复疗法治疗抽动秽语综合征的临床观察. 中国康复医学杂志, 2007, 22 (5)：457～459.

[106] 张泽荣. 针刺加梅花针叩刺治疗抽动秽语综合征. 中华全科医学, 2009, 7 (12)：1331～1332.

[107] 徐世芬, 朱博畅. 头穴动留针治疗抽动－秽语综合征 30 例疗效观察. 中医药导报, 2009, 15 (6)：58～59.

[108] 朱博畅, 徐世芬. 头穴久留针治疗多发性抽动－秽语综合征 30 例疗效观察. 中国针灸, 2009, 29 (2)：115～118.

[109] 刘丽, 于学平. 头部电针治疗抽动－秽语综合征临床疗效观察. 针灸临床杂志, 2010, 26 (10)：21～22.

[110] 向圣锦, 蔡永豪. 局部针刺治疗抽动障碍疗效观察. 中国针灸, 2010, 30 (6)：469～472.

[111] 侯东芬, 赵学慧. 针刺配合中药治疗儿童抽动症 69 例. 中医药学报, 2005, 33 (3)：25.

[112] 魏小维, 马融, 张喜莲. 针刺结合中药治疗儿童多发性抽动症60例临床疗效观察. 中国中医基础医学杂志, 2005, 11 (4): 302～303.

[113] 马晓芃, 赵粹英. 综合疗法治疗抽动-秽语综合征疗效观察. 针灸临床杂志, 2005, 21 (12): 13～14.

[114] 尹航. 针药结合治疗抽动障碍63例临床观察. 黑龙江中医药, 2011, 2: 38～39.

[115] 张洪, 邓鸿. 针刺加穴位注射治疗小儿抽动症疗效观察. 上海针灸杂志, 2005, 24 (5): 15～16.

[116] 李宏. 儿童抽动症的耳穴治疗并相关影响因素分析. 第12届全国耳穴诊治学术讨论会论文汇编, 2009.

[117] 杜淑娟, 郑燕霞. 耳穴贴压联合益智宁神口服液治疗多发性抽动症32例疗效观察. 四川中医, 2006, 4 (6): 102～103.

[118] 陈怡. 平肝熄风法配合耳压治疗儿童多发性抽动症疗效观察. 辽宁中医药大学学报, 2008, 10 (3): 93～94.

[119] 孙正伟. 振腹疗法治疗儿童多动症、抽动症. 吉林中医药. 2005, 25 (5): 47.

[120] 李香玉, 原晓风. 清心疏肝为治则配合推拿治疗小儿多发性抽动症临床观察. 中国实用医药, 2010, 5 (30): 145～146.

[121] 黄育志, 李一民. 从肝论治结合挑四缝穴治疗小儿多发性抽动症30例. 中医外治杂志, 2007, 16 (5): 14～15.

[122] 王俊宏, 刘初生, 刘弼臣. 熄风静宁汤对抽动-秽语综合征患儿血浆多巴胺和兴奋性氨基酸的影响. 中国中医药信息杂志, 2002, 9 (5): 19～21.

[123] 张凤春, 吕玉霞. 中药抽动灵冲剂对抽动 – 秽语综合征患儿血浆 DA、5 – HT 的影响. 中医药学报, 2004, 32 (6): 23~25.

[124] 隆红艳, 张骠, 谈瑄忠. 静安口服液对多发性抽动症模型大鼠脑组织儿茶酚胺及其降解酶 COMT 的影响. 中药药理与临床, 2010, 26 (4): 64~66.

[125] 杨龙飞, 潘思源, 尹丹. 熄风静宁颗粒对 DA 及 5 – HT 激动剂引发小鼠行为改变的影响. 北京中医药大学学报, 2006, 29 (5): 315~318.

[126] 吴青叶, 关业枝, 鞠学鹏, 等. 贝健胶囊对小鼠抽动障碍模型的作用及机制研究. 现在药物与临床, 2010, 25 (4): 286~289.

[127] 倪世美, 余美献. 脑清灵汤治疗抽动秽语综合征的作用及机理研究. 世界中医药, 2006, 1 (1): 23~26.

[128] 朱先康, 韩新民. 定抽颗粒治疗小儿多发性抽动症的临床及实验研究. 中华中医药杂志, 2011, 26 (2): 399~402.

[129] 卫利, 张婷, 刘岩, 王素梅, 等. 健脾止动汤对多发性抽动症模型鼠纹状体多巴胺通路的影响. 中国中医药信息杂志, 2009, 16 (12): 38~40.

[130] 马碧涛, 吴敏. 不同组方的速效祛风止动方对抽动障碍大鼠行为的影响. 中国中医药信息杂志, 2011, 18 (1): 38~41.

[131] 张如意, 张丽, 艾厚喜, 等. 金童颗粒治疗拟抽动秽语综合征模型大鼠的药理机制研究. 中国康复理论与实践, 2010, 16 (10): 910~912.